Mia Schmidt
Dr. Hans H. von Wimpffen (Hrsg.)

Rheuma-gymnastik

FALKEN

Inhalt

Einführung — 5

Rheumatismus oder Rheuma – was ist das? — 6

Der rheumatische Formenkreis — 6

Arten der Rheumaerkrankungen — 6

Umgehen mit der Krankheit — 8

Bewegungsprogramme verbessern die Situation — 8

Vorbereitende Maßnahmen — 8

Schwerpunkte dieses Buches — 9

Übungsteil — 10

Bewegungsfluss – im Sitzen von den Zehen bis zur Lendenwirbelsäule — 11

Auf und nieder – gelenkfreundliches Aufstehen und Hinsetzen — 15

Vom Stehen zum Liegen – Beweglichmachen der Fußgelenke, Kräftigen der Rückenstrecker, Lockern der Rückenmuskeln und Schultern — 23

Gute Bewegungskontrolle im Liegen – für die Hüftgelenke, die Wirbelsäule, den ganzen Rumpf — 31

Aktiv durch dynamisches Sitzen – in Hüftgelenken, Knien und Fußgelenken — 33

Aus der Entspannung in die beste Bewegung – Gelenkschonung in der Stufenlagerung — 37

Am Tisch nicht nur zum Essen – Entlastendes für die Schultern — 43

Besser geht es am Tisch – mehr Bewegung für Finger und Hände — 46

Körper in Bewegung – ein Zusammenspiel mehrerer Gelenke — 52

Gutes für Knie und Füße – Entlastung, Bewegung — 57

Dynamik im Liegen – es geht schon viel besser — 62

Am Tisch geht manches leichter – Entlastung und Bewegung für die Wirbelsäule und die Schultergelenke — 68

Weniger ist mehr – Gelenkschonung für die Schultern — 72

Energie schöpfen in der Stufenlagerung — 78

Bewegung überall – mit und ohne Handgerät — 82

Anhang

Netzwerk der Deutschen Rheuma-Liga — 85

Literaturhinweise — 87

Einführung

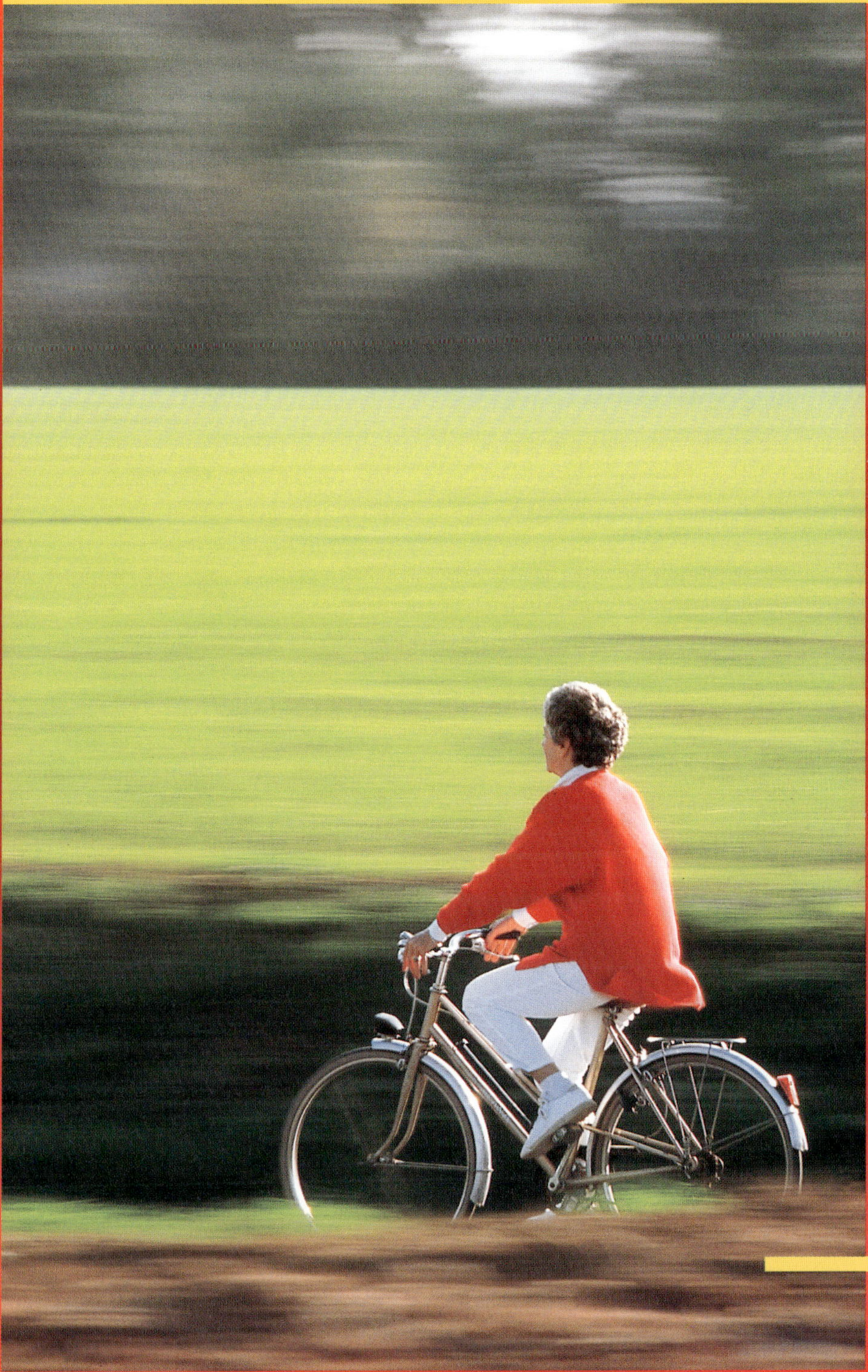

Rheumatismus oder Rheuma – was ist das?

Der rheumatische Formenkreis

Der Sammelbegriff „Rheumatismus“ oder „Rheuma“ fasst bestimmte Erkrankungen im Bereich des Bewegungsapparates zusammen. Erkrankungen der Knochen und Gelenke gehören ebenso dazu wie die der Sehnen, Bänder und Muskeln. Schon zur Zeit des Hippokrates (etwa 400 v. Chr.) charakterisierte man das Krankheitsbild als das „Fließende“. Bis heute wird in Fachkreisen weltweit darüber diskutiert, welche Erkrankungen eigentlich dem rheumatischen Formenkreis angehören und welche nicht.
Kommt der Patient mit seinen rheumatischen Beschwerden zum Arzt, muss der erst einmal feststellen, ob es sich um eine degenerative, nicht entzündliche oder entzündliche Erkrankung handelt. Am Anfang stehen bei allen die Schmerzen – in Verbindung mit Schwellungen und Bewegungseinschränkungen. Darüber hinaus können bestimmte entzündliche Formen auch innere Organe, zum Beispiel das Herz, schädigen.
Rheuma zählt in Deutschland zu den großen Volkskrankheiten: etwa 20 Millionen Menschen sind betroffen. Sie bringt nicht nur heftige Schmerzen und Bewegungseinschränkungen mit sich, sondern führt häufig zu Krankschreibungen, Arbeitsunfähigkeit und vorzeitiger Verrentung.

Arten der Rheumaerkrankungen

Die ärztliche Diagnostik unterscheidet drei Arten möglicher Rheumaerkrankungen:

- den entzündlichen Gelenkrheumatismus: Arthritis (auch chronische Polyarthritis oder „cP“ genannt),
- den verschleißbedingten Gelenkrheumatismus: Arthrose,
- den Weichteilrheumatismus.

Arthritis

Ungefähr 7% der Rheumaerkrankungen werden durch Gelenkentzündungen ausgelöst; vorwiegend Frauen sind betroffen. Bisher ist „cP“ (die schwerste Erkrankung), die alle Gelenke befallen kann, nicht heilbar, auch, weil die Krankheitsursachen noch nicht befriedigend erforscht sind. Allerdings werden Vererbung, Störungen des Abwehrsystems, auch Stress und psychische Belastungen als Auslöser vermutet.
Der entzündliche Prozess greift die Gelenkinnenhaut an. Spürbar für den Betroffenen ist über eine lange Zeit „lediglich“ eine schmerzhafte Schwellung des Gelenkes. Allmählich greift die Entzündung dann auf Knorpel und Knochen über, befällt die Gelenkkapseln, Sehnen und Bänder und zerstört langsam die Gelenke: Es kommt zu Beweglichkeitseinschränkungen und später oft zu Versteifungen.

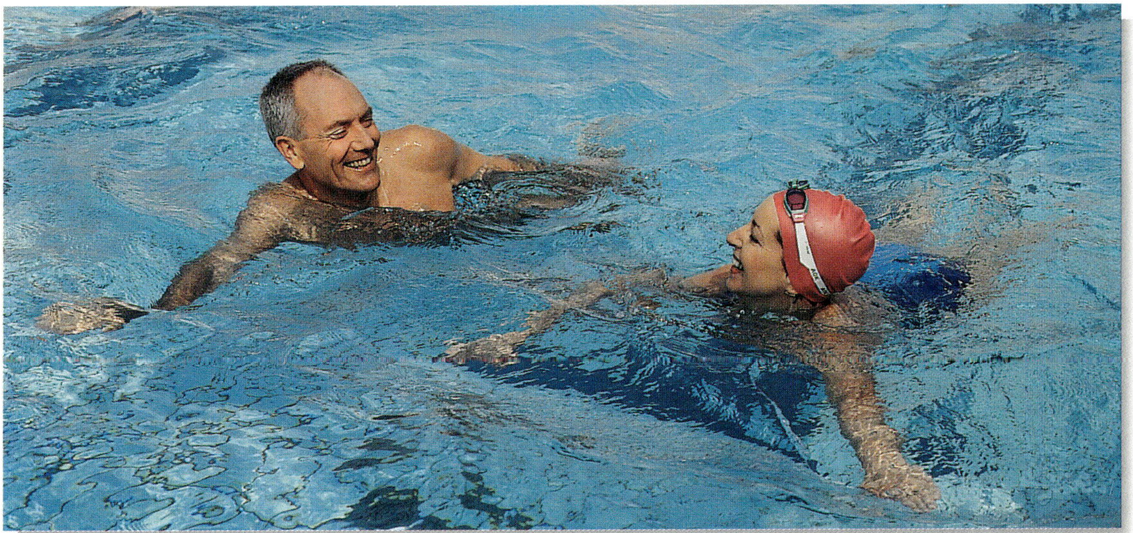

Arthrose

Etwa 40% aller Rheumaerkrankungen sind degenerativer Art. Bei der zunehmend längeren Lebenszeit muss man heute davon ausgehen, dass wohl fast jeder von Arthrose betroffen sein wird. Arthrose verschleißt den Knorpel; verursacht wird sie zum Beispiel durch Vererbung, falsche oder keine sportliche Betätigung, Übergewicht und Gelenkfehlstellungen durch eine problematische Körperstatik.

Der Knorpel, der die Gelenkinnenflächen überzieht, so den Knochen schützt und als Stoßdämpfer dient, altert. Da der Knorpel ständig hohen Belastungen ausgesetzt ist, nutzt er sich ab, verliert allmählich seine Elastizität und dadurch auch seine Schutzfunktion. Wenn die „blanken" Knochen aufeinander reiben, werden die Schmerzen unerträglich. Dieser Abnutzungsprozess beschleunigt sich, wenn die oben genannten Faktoren dazu kommen.

Weichteilrheumatismus

Diese Erkrankung schädigt die Weichteile unseres Organismus, also Sehnen, Sehnenscheiden, Muskeln und Bänder; jeder zweite Rheumatiker ist davon betroffen. Nicht entzündliche und entzündliche schmerzhafte Zustände zählen dazu.

Typische Erkrankungen des Weichteilrheumatismus wie Muskelrheumatismus, Sehnenscheidenentzündungen, Sehnenentzündungen und Schleimbeutelentzündungen werden häufig durch Fehlbelastung und Verschleiß ausgelöst.

Überarbeitung, Kälte, Dysstress führen zu schmerzhaften Muskelverspannungen. Dauerhafte Schädigungen und Funktionsbeeinträchtigungen sind die Folge. Schnell kann ein Teufelskreis entstehen, wenn nicht frühzeitig und konsequent Gegenmaßnahmen eingeleitet werden.

Umgehen mit der Krankheit

Bei allen Rheumatikern ist die Lebensqualität mehr oder weniger stark beeinträchtigt – vor allem jedoch bei Menschen mit cP. Klagen hilft leider nicht weiter: viel besser ist es aktiv zu werden, die verbliebenen Bewegungsmöglichkeiten zu nutzen und mit Ihrem Arzt, Ihrem Physiotherapeuten, Ihrem Ergotherapeuten einen Lebensplan, einen Trainingsplan zu entwickeln, der die Bewegungsfähigkeit auf einem bestimmten Niveau hält oder sogar verbessert: Sie beherrschen die Krankheit und nicht die Krankheit Sie, und Sie tun gleichzeitig etwas gegen die drohende Isolation. Große Hilfe bieten hier die Selbsthilfegruppen der Rheuma-Liga. Durch Erfahrungsaustausch mit anderen Betroffenen wächst die Unabhängigkeit von der Krankheit (bei der Bewältigung des Alltagslebens das wichtigste Ziel), die Lebensfreude nimmt wieder zu.

Bewegungsprogramme verbessern die Situation

Eine wertvolle Unterstützung erfahren Rheumaerkrankte durch gezielte und durch speziell auf den Einzelnen abgestimmte Bewegungsprogramme. Wer rastet, rostet, das gilt auch und besonders hier. Richtige Bewegung ist für die Gelenke immer besser als Schonung, denn die Versorgung des Gelenkknorpels mit Sauerstoff und Nährstoffen geschieht durch Bewegung, durch Druck.
Geschonte Gelenke altern schneller, die Arthrose setzt früher ein. Dies gilt auch bei cP, da hier die Neigung zu Bewegungseinschränkungen und Versteifungen hoch ist. Bewegungsmangel kann eine Beschleunigung der Erkrankung bedeuten – deshalb ist die Bewegungsbehandlung auch so außerordentlich wichtig und Schonung so falsch. Nur in wenigen Ausnahmefällen (und das sollte der Arzt entscheiden) ist Ruhe besser.
In aller Regel aber hilft Bewegung, richtig und regelmäßig ausgeführt, den Krankheitsprozess erträglicher zu gestalten.

Vorbereitende Maßnahmen

- Klären Sie mit Ihrem Arzt, Physotherapeuten, Ergotherapeuten, welche Bewegungsformen für Sie besonders geeignet, welche ungeeignet sind.
- Nehmen Sie Ihre Krankheit an. Verstecken Sie sich und die deformierten Gelenke nicht.
- Finden Sie eine Tageszeit heraus, in der Ihnen das Bewegen am leichtesten fällt.
- Teilen Sie diese Zeit Ihren Bekannten und Verwandten mit, damit Sie dann ungestört sind.
- Lassen Sie das Telefon klingeln.

- Sorgen Sie für gute Belüftung und angenehme Wärme in Ihrem Übungsraum.
- Tragen Sie bequeme Kleidung, keine die Fußbewegung behindernde Strumpfhose, vermeiden Sie Stoffe, die die Wärme stauen.
- Probieren Sie aus, in welcher Lage Sie am besten entspannen können.
- Bereiten Sie Ihre Muskeln auf die Bewegung vor durch Reibungen, sanfte Knetungen, Bürstungen, einstimmende Pendelschwünge. Auch ein warmes Fußbad für nachfolgende Fußübungen lockert Verspannungen.
- Orientieren Sie sich bei Ihrem Bemühen um die beste Haltung an der Ideallinie. Sie erfordert den Mindesteinsatz an Muskelkraft beim ausbalancierten Stehen. (Vom Übergang Kopf/1. Halswirbel senkt sich das Schwerelot durch den 6. Halswirbel, den 9. Brustwirbel, das Kreuzbein und die Steißbeinspitze durch die Mitte des Kniegelenks und die Mitte des oberen Sprunggelenks zum Boden.)
- Erkennen Sie die Wirbelsäule als Längs- und im rechten Winkel dazu die Hüftgelenke als Querachse.
- Finden Sie beim Üben Ihren persönlichen Rhythmus und atmen Sie ganz natürlich weiter.
- Stellen Sie sich aus den Übungsangeboten dieses Buches Ihr persönliches Trainingsprogramm zusammen. Nach einigen Wochen ergänzen Sie oder tauschen Übungen aus.
- Schonen Sie sich nicht und halten Sie Ihre Wiederholungszahl ein. Sie dürfen sie auch gerne steigern.
- Beginnen Sie im Stand oder Sitz immer mit 3 – 5 tiefen Atemzügen.

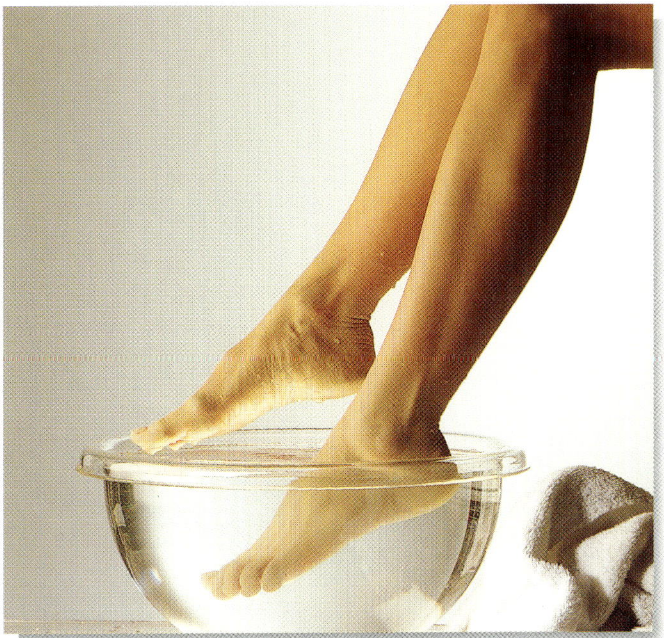

Schwerpunkte dieses Buches

- Der harmonische Übergang von einer häufigen Haltungsposition (Sitzen, Stehen) in eine andere.
- Bewegungsmöglichkeiten zum dynamischen, gelenkpflegenden Umgang.
- Die gelenkgünstigen Änderungen von Haltungspositionen (Aufstehen, Hinlegen, Hinsetzen).
- Die Stabilisierung von Haltungspositionen.
- Übungen zur Beweglichkeitsförderung, Dehnung, Lockerung, Kräftigung – von der Körpermitte ausgehend abwärts in Beine und Füße, aufwärts in den Rumpf-, Brust- und Armbereich.
- Beweglichkeitsförderung der Finger- und Zehengelenke.
- Dehnung und Kräftigung der Muskulatur.

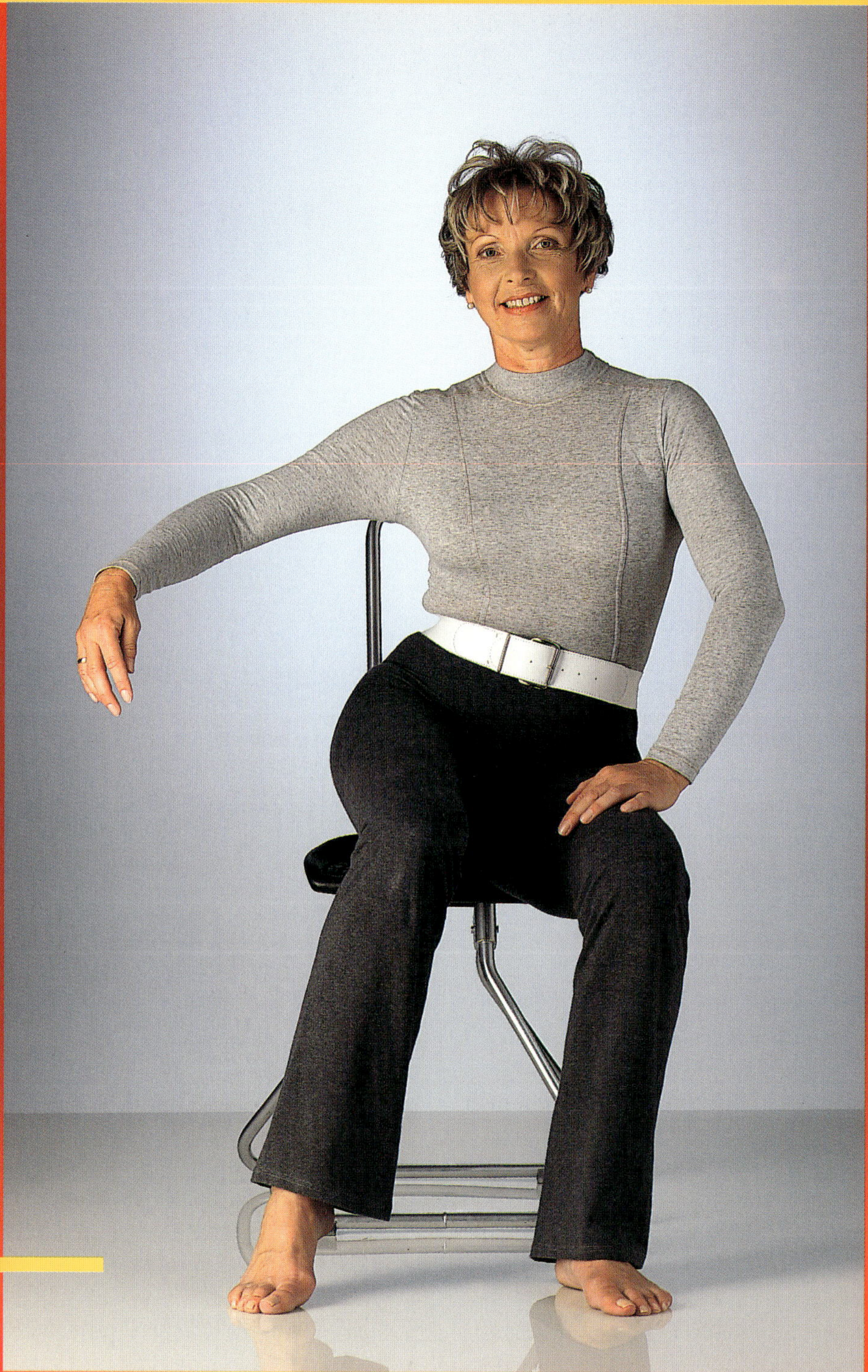

Bewegungsfluss – im Sitzen von den Zehen bis zur Lendenwirbelsäule

Wie wichtig die richtige Fußbelastung für die Statik unseres Körpers ist, stellt sich spätestens dann heraus, wenn Muskeldysbalancen zu schmerzhaften Haltungs- und Bewegungseinschränkungen geführt haben. Was eventuell schon beim Kind übersehen wurde, rächt sich im Erwachsenenalter, und so manche frühzeitige Arthrose gäbe es nicht. Doch zum Umlernen ist es nie zu spät, allerdings gehören dazu Geduld, genaue Übungsausführung und konsequentes Trainieren.

Gute Kontrolle über die Fußstellung und die Fußbewegungen haben Sie beim **Sitz** auf einem Stuhl. Stellen Sie fest, ob er stabil ist, Sie Ihre Oberschenkel gut ablegen können, die Sitzfläche nicht zu kein und er so hoch ist, dass Sie Ihre Beine im rechten Winkel (im Kniegelenk) abstellen können. **(Abb.1)**

- Blicken Sie nun über Ihr Knie auf die darunter hervorlugenden Zehenspitzen. Verdeckt Ihr Knie eher die große Zehe oder mehr die kleine?
- Versuchen Sie Ihren Unterschenkel so auszurichten, dass beim Hinunterblicken Ihre Zehen das Knie „umkränzen".
- Ebenso korrigieren Sie die Fuß- und Beinstellung Ihres zweiten Beines.
- Stellen Sie sich nun vor, mitten unter Ihrer Fußsohle läge ein spitzer Stein: Mit viel Energie ziehen Sie die Muskeln Ihrer Fußsohlen zusammen, wie ein Netz. Die Zehen beachten Sie dabei nicht, sondern spannen in rhythmischer Folge Ihre Fußsohlen an und lassen sie wieder los. Üben Sie gleichzeitig und/oder abwechselnd.

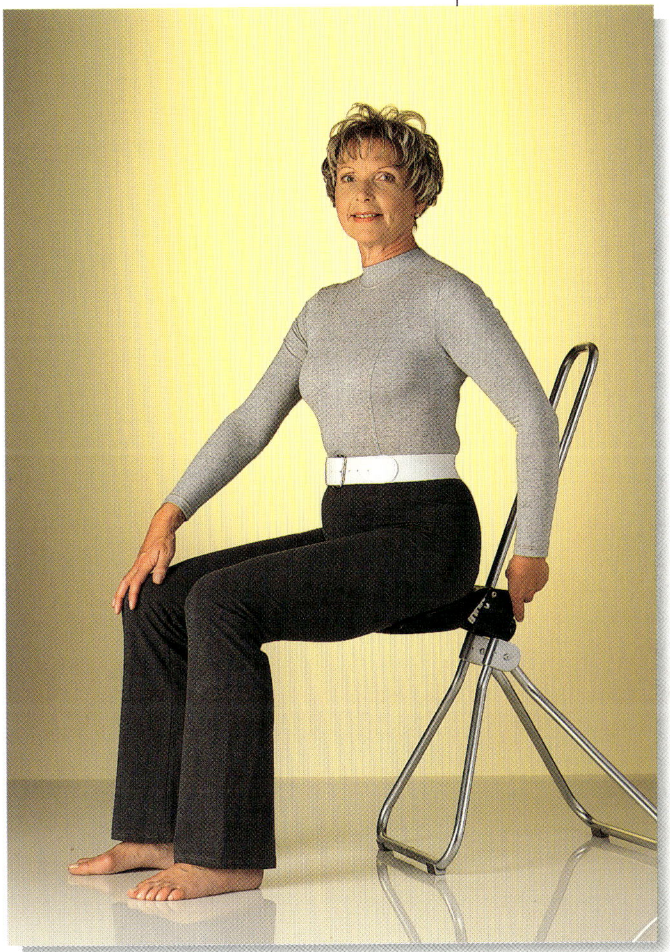

Abbildung 1

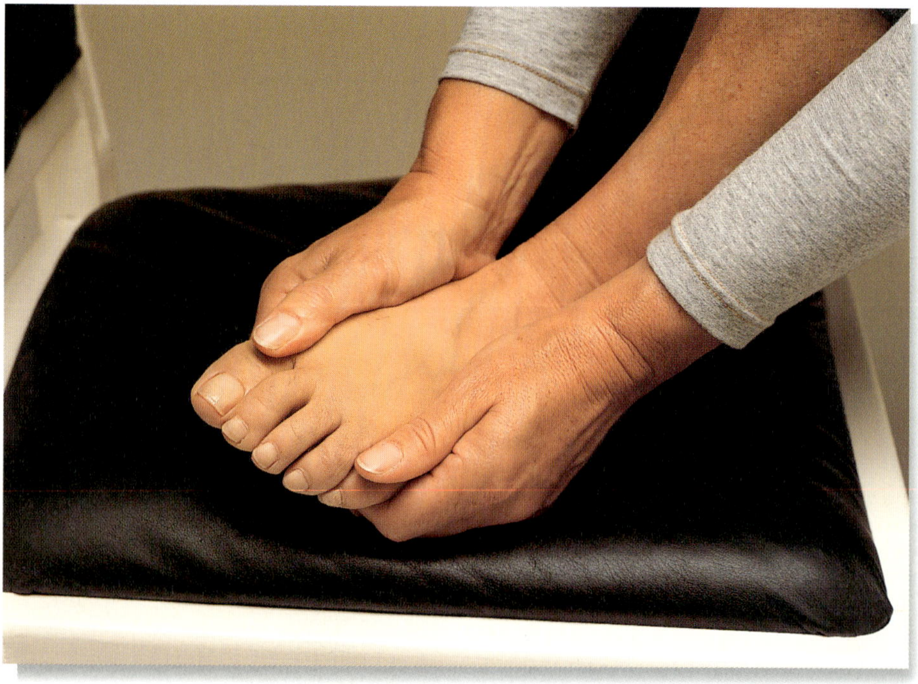

Abbildung 2

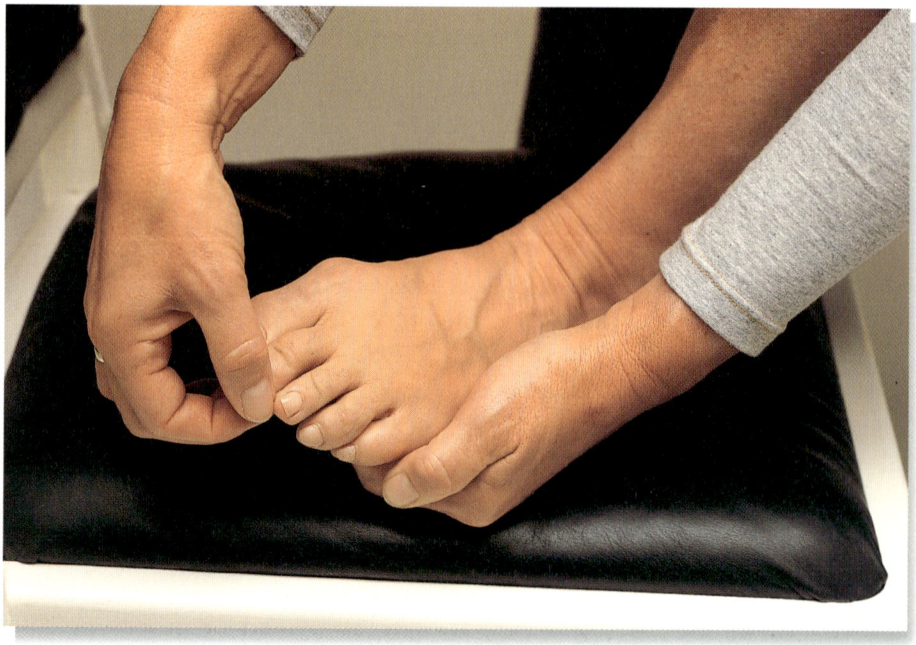

Abbildung 3

- Drücken Sie nun zusätzlich energisch die Fersen in den Boden. Sicher merken Sie nun, wie sich Muskelspannung auf der Beinrückseite bis zum Gesäß aufbaut.
- Nach 10 – 20 Wiederholungen sind Ihre Füße warm. Stellen Sie einen Fuß auf einen Hocker oder Ihren Oberschenkel, sodass Sie ihn gut mit beiden Händen erreichen können. Fassen Sie ihn mit einer Hand über die Außen-, mit der anderen Hand über die Innenkante und bewegen Sie ihn sanft und trotzdem intensiv „durch". **(Abb. 2)**

Da bei deformierten Füßen häufig ein Spreizfuß mit zusammengedrückten Hammerzehen zu finden ist scheint es günstig, die verkürzten Strecksehnen auf dem Fußrücken zu dehnen, das heißt, die Zehen im Grundgelenk zu beugen und in den Mittel- und Endgelenken zu strecken.

- Stützen Sie mit einer Hand die Fußsohle und ziehen Sie nacheinander die einzelnen Zehen in die Bewegung. **(Abb. 3)**
- In dieser Position zwicken Sie in jede Zehenkuppe; das regt die Streckung in den End- und Mittelgelenken an.

Gerade der Behandlung Ihrer Zehen und Füße sollten Sie sich sehr sorgfältig widmen, sich für sie Zeit nehmen, häufig die Schuhe wechseln und die Füße möglichst oft unterschiedlicher Bodenbeschaffenheit aussetzen.

- Füße und Beine stehen achsengerecht. Mit langen Zehen heben Sie die Füße an und stehen nur noch auf den Fersen. Eine Dehnung in der Wade sollten Sie dabei deutlich spüren.
- Rollen Sie die Füße zu den Spitzen ab, zügig und rhythmisch.
- Üben Sie gegengleich, als wollten Sie im Sitzen vorwärts gehen.
- Je intensiver Sie die Füße bewegen, desto mehr beteiligen sich Knie- und Hüftgelenke. Sie bemerken das Zusammenspiel mehrerer Muskelketten. **(Abb. 4)**

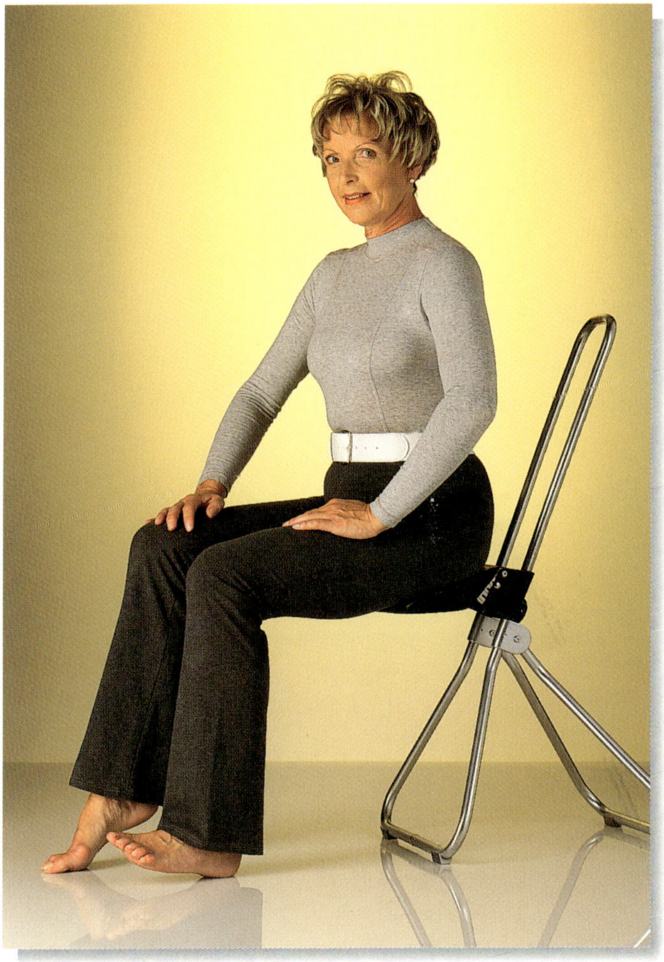

Abbildung 4

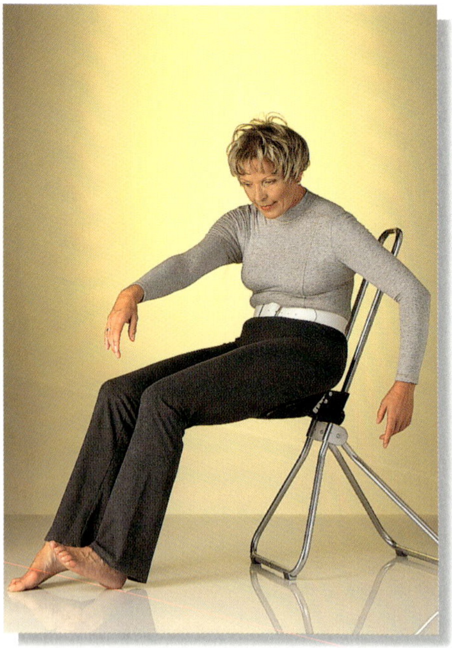

Abbildung 5

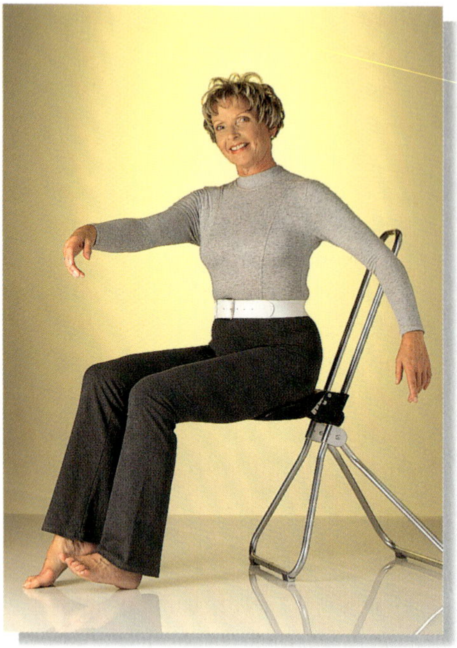

Abbildung 6

- Stellen Sie die Füße parallel und beginnen Sie die Gehbewegung vom Becken oder Gesäß aus. Lassen Sie die Füße dabei stehen.
- Fließend wechseln Sie nun zum parallelen Abrollen der Füße unter Mitbewegung des ganzen Rumpfes: Sie werden klein und groß. **(Abb. 5 u. 6)**
- Legen Sie die Hände auf den Oberschenkeln auf und spüren Sie, wie die Bewegung von den Füßen über die Knie- und Hüftgelenke bis in die Schultern fließt.
- Ohne Unterbrechung gehen Sie in die Gehbewegung im Sitz über.
- Schließlich pendeln die Arme bewegungsunterstützend mit. Die diagonale Schulter schwingt dem angehobenen Fuß entgegen.

Dieses sogenannte dynamische Sitzen können Sie beliebig oft, auch gerne mehrmals am Tag ausführen. Kleine Ursache, große Wirkung!

Bedenken Sie:
Von den Zehen aus laufen über den Fuß, den Unter- und Oberschenkel, den Rücken und den Hals die Muskeln bis zum Hinterkopf. Nur durch wiederholtes Probieren erfährt man ihr Zusammenspiel, den Bewegungsfluss.

Auf und nieder – gelenkfreundliches Aufstehen und Hinsetzen

Zur Erhaltung und Wiedererlangung der Beweglichkeit in den Hüftgelenken ist die Beachtung der Gelenkachse wichtig. Allergrößten Wert sollten Sie zusätzlich auf die Streckfähigkeit Ihrer Hüftgelenke legen, weil jede Veränderung der Körperachse Veränderungen im Muskelzug mit sich bringt, die Verspannungen und Schmerzen im Rücken hervorrufen können.

- Sorgen Sie zunächst für gut durchblutete, warme Muskeln rund um Ihre Hüften und Schultern. Energische Reibungen mit den Händen und auch Trockenbürstungen tragen dazu bei. **(Abb. 1)**
- Setzen Sie sich auf den Stuhl und bewegen Sie die Muskeln, auf denen Sie sitzen, eine gewisse Zeit lang zügig durch. Sie bemerken, dass Sie auf einem Muskelkissen sitzen, und spüren ein leichtes Kribbeln und aufkommende Wärme.
- Achten Sie sorgfältig auf Ihre Beinachse. Die Beine sind hüftbreit aufgestellt und in den Knien rechtwinklig gebeugt: Sie sehen Ihren „Zehen-Strahlenkranz“ unterhalb Ihres Knies. Ziehen Sie nun Ihre Fußsohlenmuskeln mehrmals netzartig zusammen und „breiten“ dann Ihre Füße auf dem Boden aus.
- Rollen Sie die Füße sorgfältig von den Fersen zu den Spitzen ab; zunächst parallel, dann abwechselnd wie beim Gehen.

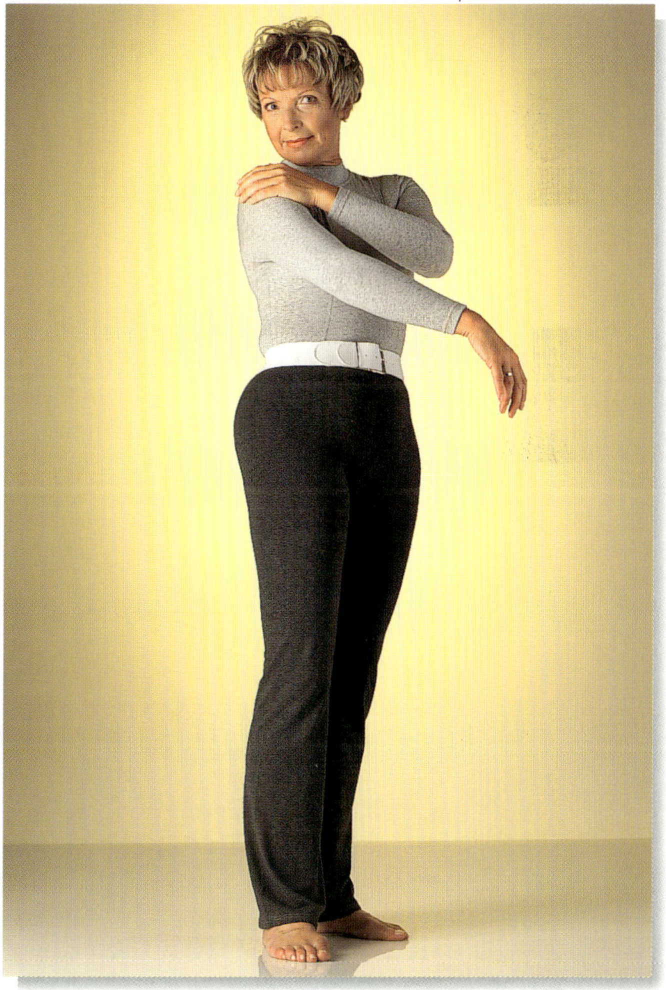

Abbildung 1

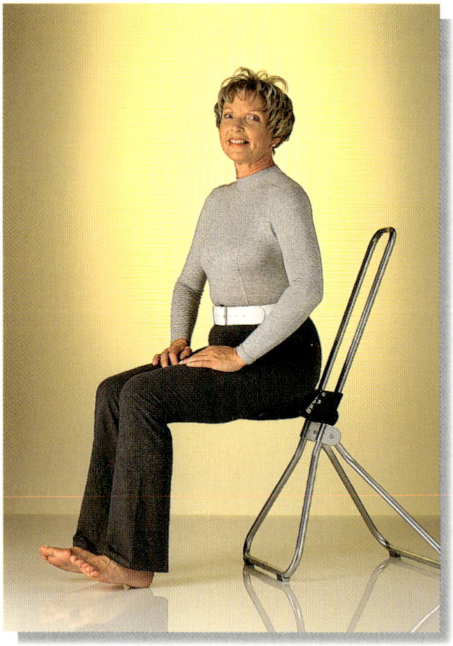

Abbildung 2

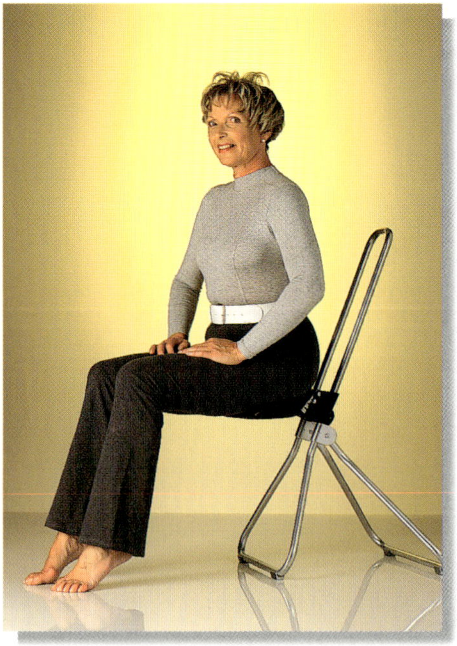

Abbildung 3

■ Legen Sie Ihre Hände knienah auf die Oberschenkel und erleben Sie, wie die Bewegung in das Becken und den Rumpf übergeht. **(Abb. 2 u. 3)**
Wenn Sie die Übung im Rhythmus einer begleitenden Musik ausführen, macht das Ganze noch mehr Spaß und fördert außerdem die Ausdauer.

■ Konzentrieren Sie sich nun auf eine Hüfte und schieben Sie sie bewusst vor. Sie stellen fest, dass sich auch wie auf einer Schiene Oberschenkel und Knie vorschieben. Wiederholen Sie die Übung mehrmals.

■ Probieren Sie die gleiche Bewegung rückwärts. Gehen Sie dabei nur soweit, wie es Ihnen noch gut tut. Eine Maximalausführung ist nicht notwendig, Sie bemerken auch so ein deutliches Mitbewegen Ihres Rückens.

■ Ohne Pause schieben Sie (wie auf einer Schiene) Ihre Hüfte vor und zurück, schwungvoll und leicht im selben Rhythmus. **(Abb. 4)**

■ Unterbrechen Sie den Bewegungsfluss, wenn das Knie über der Fußspitze steht. Anschließend fahren Sie in der Bewegung fort.

■ Wechseln Sie zur anderen Hüfte und stellen Sie den Unterschied fest zwischen der inzwischen geübten Seite und der nicht geübten. Ihr fehlt noch die Leichtigkeit, die Geschmeidigkeit.

■ Schritt für Schritt erfahren Sie auf der neuen Seite die Hüftbewegung.

■ Zur Erholung runden und richten Sie Ihre Wirbelsäule im Wechsel auf: Sie werden klein und groß.

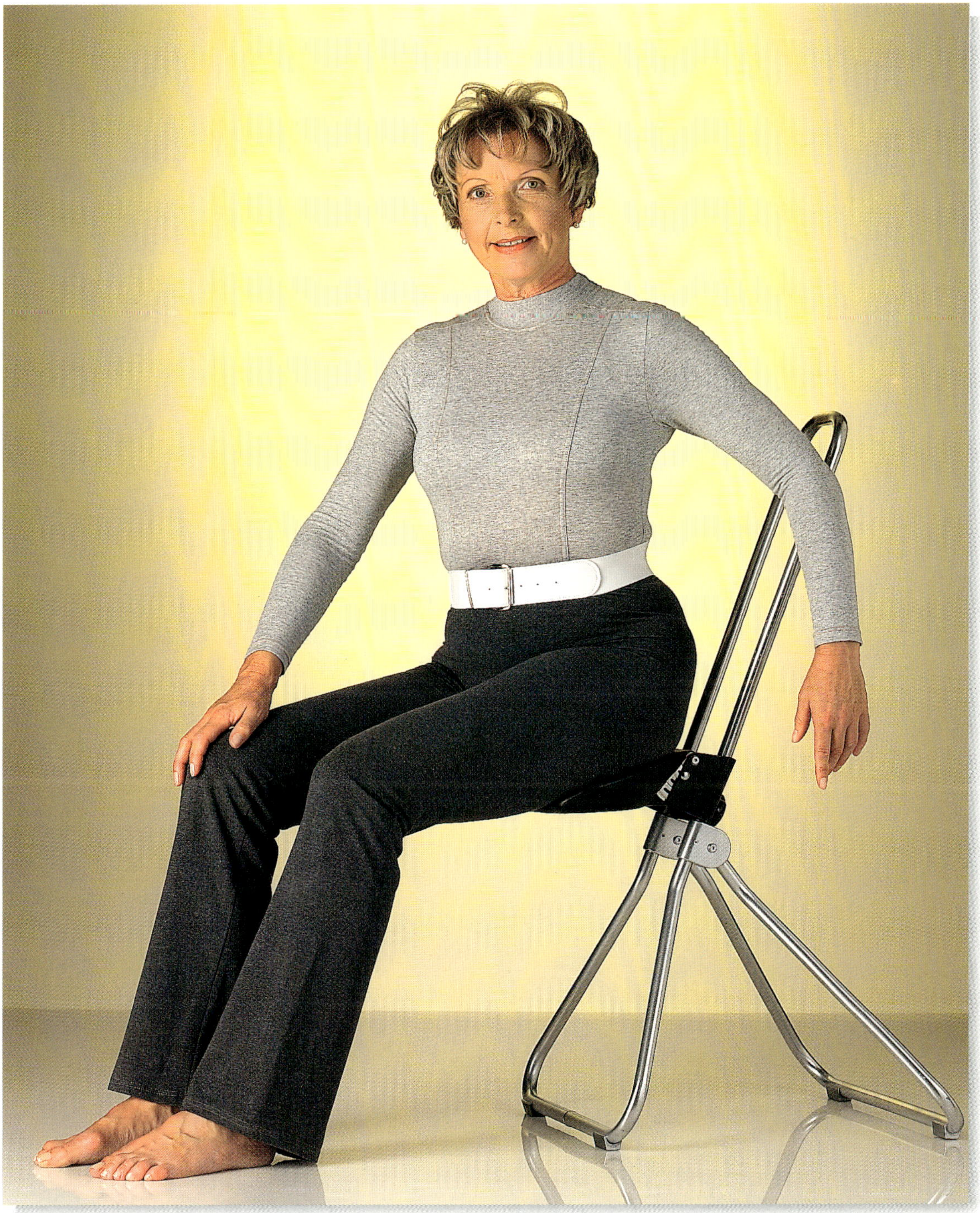

Abbildung 4

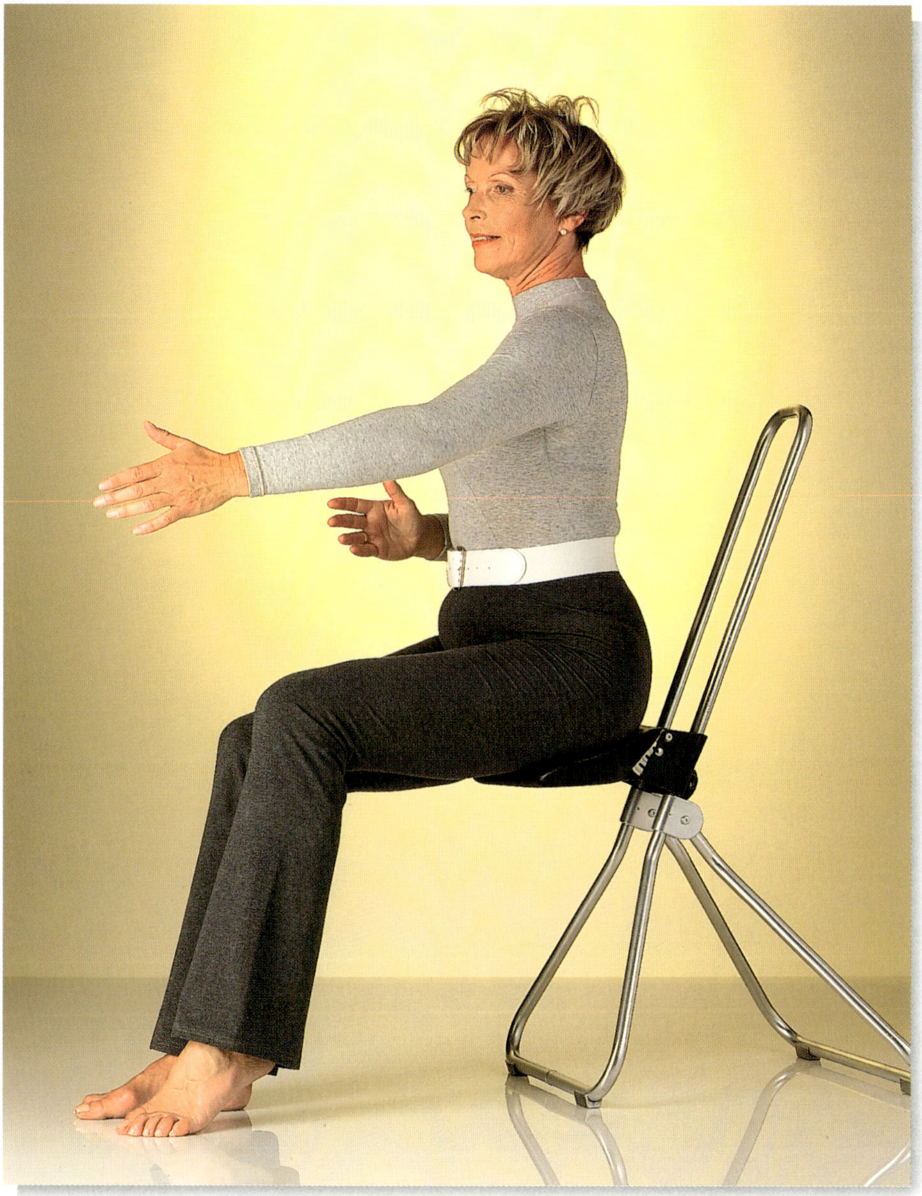

Abbildung 5

■ Nun verbinden Sie die beiden Hüftbewegungen miteinander und bleiben so in einem harmonischen Bewegungsfluss.

Stellen Sie das Zusammenspiel der Muskelketten von den Füßen über Knie und Hüften zum Rumpf fest. **(Abb. 5 u. 6)**

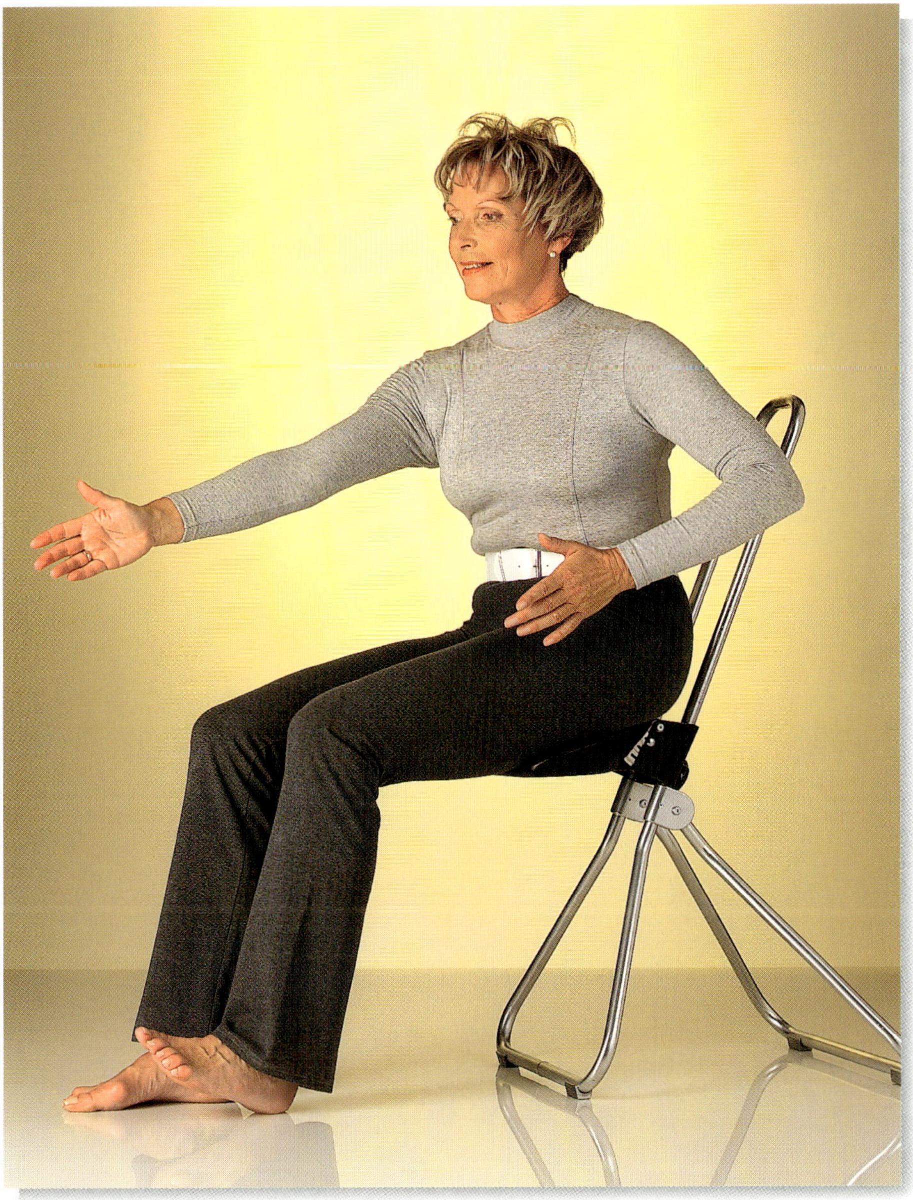

Abbildung 6

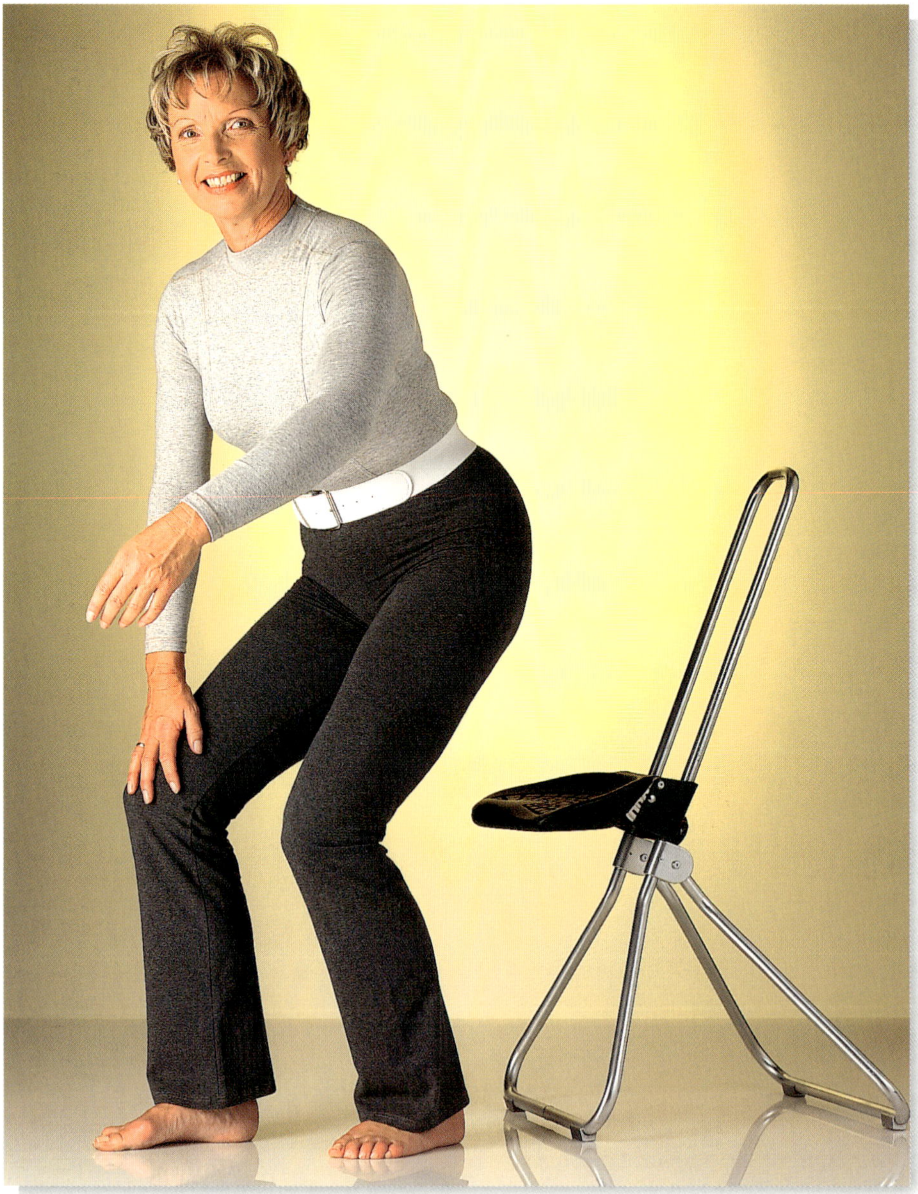

Abbildung 7

■ Stellen Sie Ihre Füße in Schrittstellung auf, den hinteren Fuß nahe an den Stuhl. Beachten Sie die Beinachse und verlagern Sie den Schwerpunkt Ihres Rumpfes über die Beine.

■ Mit einer Schwungbewegung des Armes heben Sie das Gesäß für einen Augenblick vom Sitz. **(Abb. 7)**

■ Wiederholen Sie diese Folge mehrmals, wechseln Sie auch die Schritt-

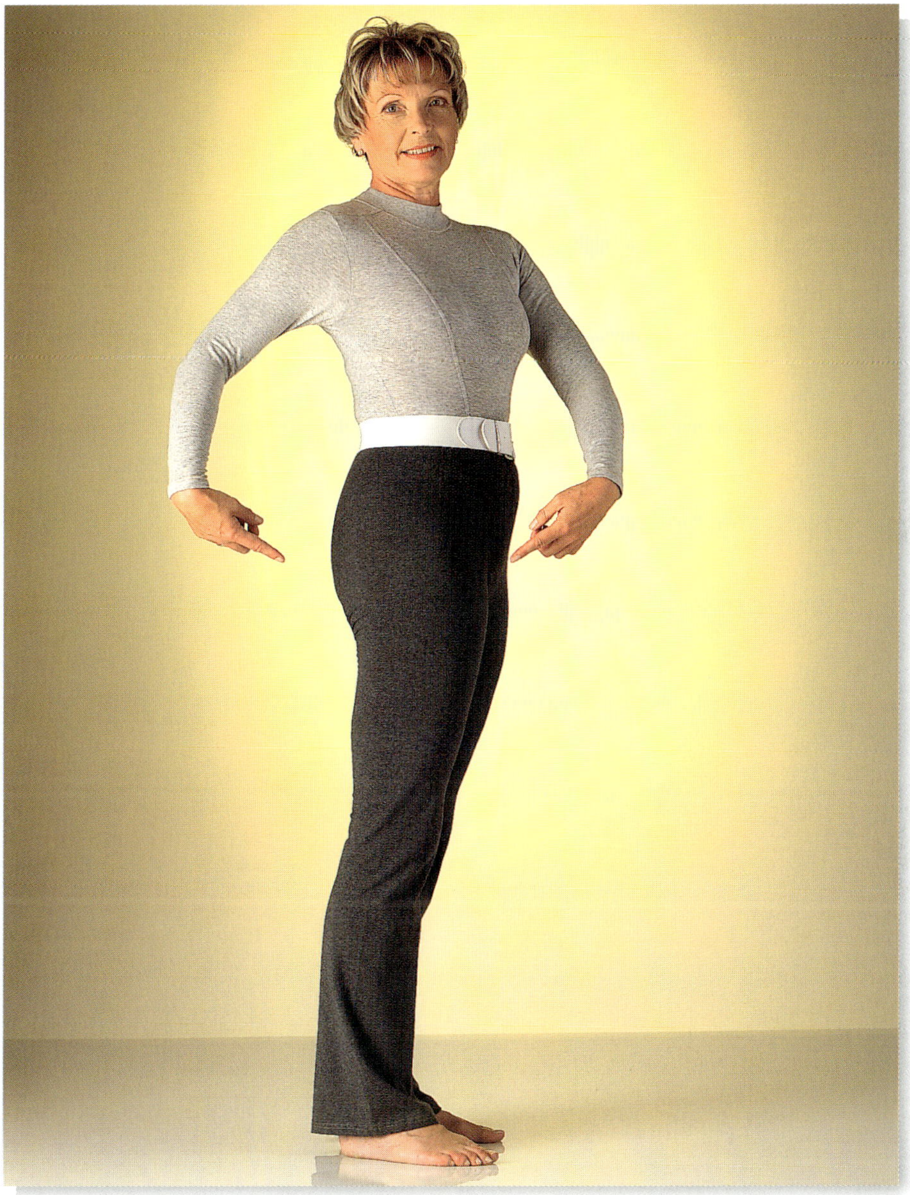

Abbildung 8

stellung. Schließlich finden Sie ein sicheres Gleichgewicht und kommen zum Stand. Bei eventueller Unsicherheit sollten Sie nahe einer Haltemöglichkeit üben.

- Im Stand stehen die Füße hüftbreit und über die gesamte Sohle belastet.
- Spannen Sie im Stand die Gesäßmuskeln an und streben Sie die Streckung im Hüftgelenk an. **(Abb. 8)**

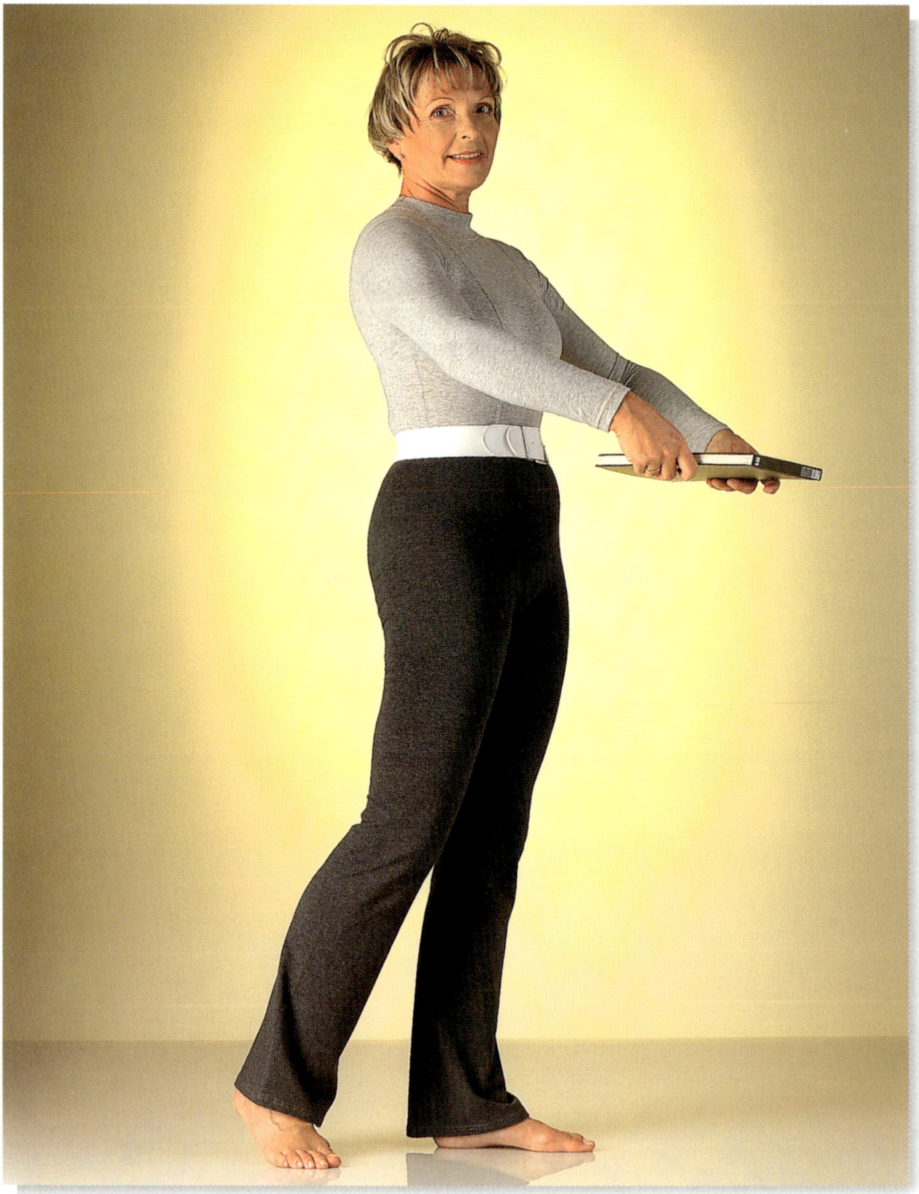

Abbildung 9

- Leichte Schwungbewegungen in einer Achse sorgen für Muskelspannung und -lösung.
- Bewegen Sie sich gradlinig in der Körperachse, vermeiden Sie dabei immer Drehbewegungen aus dem festen Stand.

Nehmen Sie nach Möglichkeit Rumpf, Beine und Füße in Ihre Bewegungsrichtung mit. **(Abb. 9)**

Vom Stehen zum Liegen – Beweglichmachen der Fußgelenke, Kräftigen der Hüftstrecker, Lockern der Rückenmuskeln und Schultern

Die Verbesserung Ihres Geh- und Stehvermögens, Ihres Gangbildes ist das Ziel der folgenden Übungen. Gerade zu langes und häufiges Sitzen führt zur Verkürzung der Hüftbeuge- und Kniestreckmuskulatur. Sei es in Ihrem Berufsalltag oder bei langen Autofahrten, nach spätestens 1 Stunde Sitzens sollten Sie mindestens 10 Minuten stehen oder gehen. In der Rückenlage, wenn Sie ein gebeugtes Bein eng an den Rumpf ziehen, sollte das zweite Bein in Hüft und Kniegelenk gestreckt sein. Gelingt dies nicht, wird es höchste Zeit, die Streckmuskeln Ihres Hüftgelenkes zu kräftigen und die zu kurzen Beugemuskeln zu dehnen. Dies betrifft auch alle Menschen mit künstlichen Hüftgelenken. **(Abb. 1)** Suchen Sie sich deshalb einen Standplatz mit Haltemöglichkeit an einem stabilen Tisch, Schrank oder Regal.

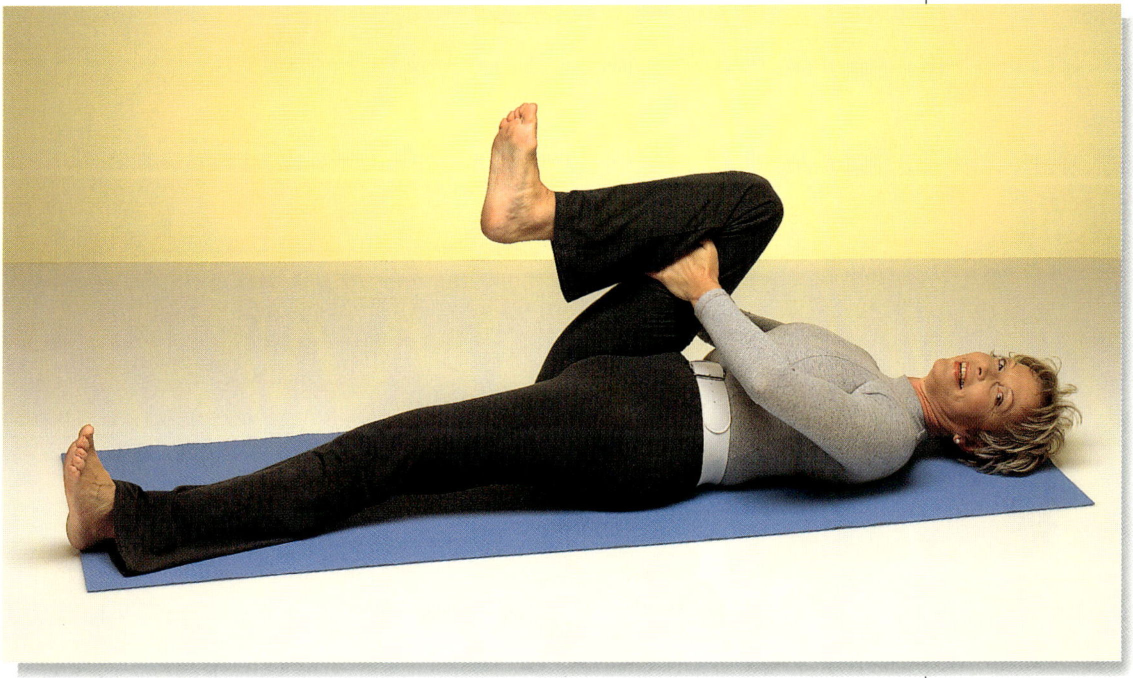

Abbildung 1

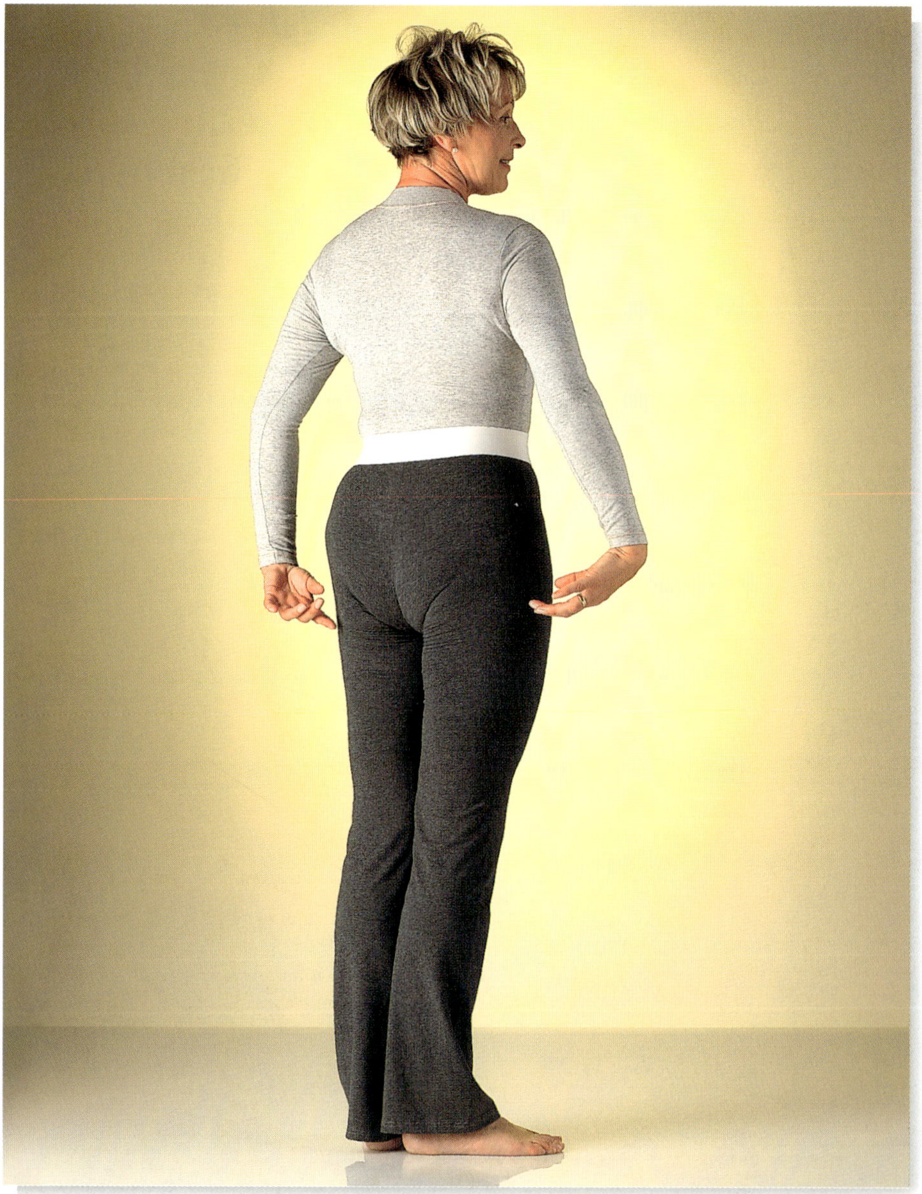

Abbildung 2

Finden Sie Ihren sicheren Stand auf den hüftbreit gestellten Füßen, die Knie sind genau darüber.

■ Strecken Sie die Knie und spannen Sie Ihre Gesäßmuskeln kräftig an. Hilfreich ist dabei die Vorstellung, Sie halten ein Fünf-Mark-Stück zwischen den Pobacken fest. **(Abb. 2)**

■ Mit Hilfe dieser Anspannung schieben Sie die Hüfte vor. Dies ist nur eine

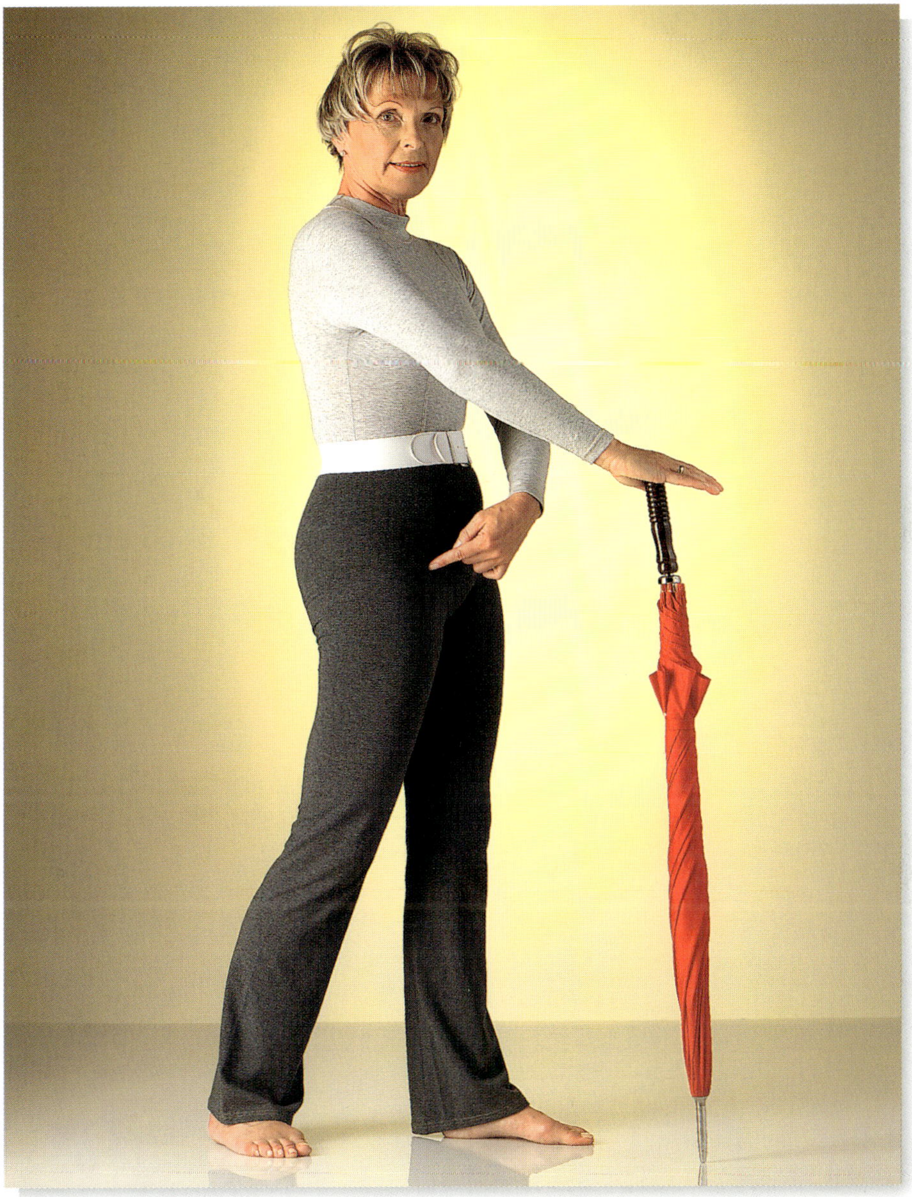

Abbildung 3

kleine Bewegung, aber richtig ausgeführt bemerken Sie einen leichten Zug auf der Oberschenkelvorderseite. Denken Sie eventuell auch an eine Haltemöglichkeit. **(Abb. 3)**

- Verändern Sie die Fußstellung und bilden Sie einen rechten Winkel mit den Füßen. Wieder strecken Sie energisch die Knie und spannen die Gesäßmuskulatur an.

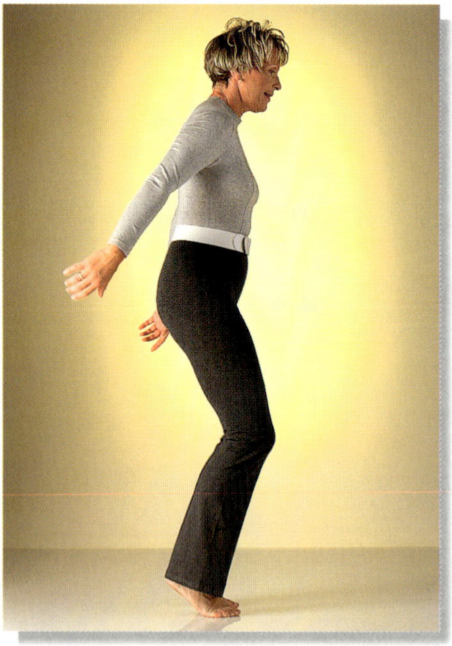

Abbildung 4

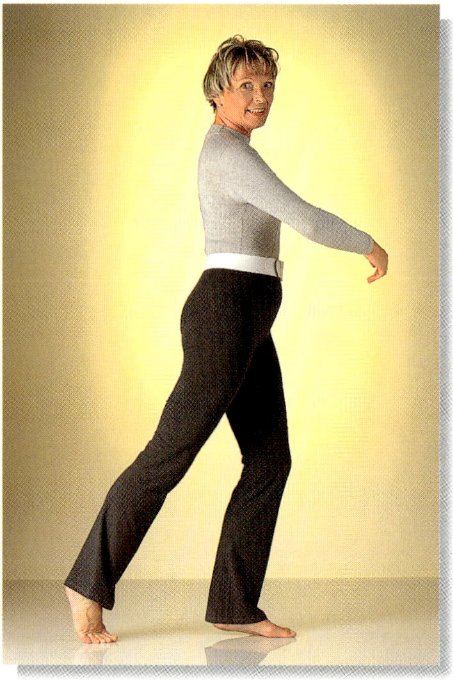

Abbildung 5

- Variieren Sie, wenn Sie einmal mit paralleler Fußstellung, dann mit rechtwinkliger Fußstellung die geübte Streckung anstreben.

Begleitet mit einem motivierenden Musikrhythmus sind 20 Wiederholungen kaum langweilig und mehrmals in den Tagesablauf einzubauen.

- Im Stand auf parallel stehenden Füßen verlagern Sie nun Ihren Körperschwerpunkt von den Fersen zu den Zehen.
- Kommen Sie allmählich in ein fließendes Vor- und Rückschwingen, das durch die Fuß-, Knie- und Hüftgelenke zieht. Wieder bemerken Sie, wie die verschiedenen Gelenke harmonisch miteinander funktionieren. **(Abb. 4)**
- Ohne an Schwung zu verlieren heben Sie abwechselnd die eine, dann die andere Ferse so, als wollten Sie am Platz gehen.
- Lassen Sie jetzt diese Bewegung bis in die Schultern fließen.
- Versuchen Sie, das Anheben der Zehen und Zehenballen hinzunehmen. Rollen Sie abwechselnd, wie beim Vorwärtsgehen, die Füße ab. Bei richtigem Fußabrollen sollte der Körper um 4 – 5 cm angehoben werden, weil dies das schwingende Gehen charakterisiert. **(Abb. 5)**
- Gehen Sie so immer wieder ein paar Schritte.

Nun ist Ihr Ziel ein stabiler Stuhl. Ergreifen Sie, je nach Bewegungseinschränkung der Hand, mit einer Hand die Stuhllehne, die andere Hand ist in Fausthaltung auf die Sitzfläche gestützt. Beide Handgelenke sollen gerade sein. **(Abb. 6)**

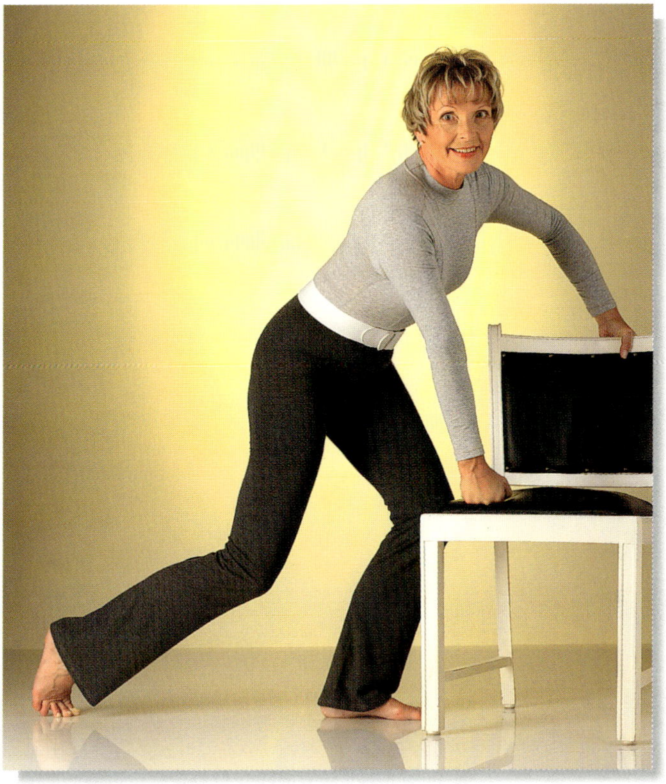

Abbildung 6

- Beugen Sie Hüft- und Kniegelenke bei langen Armen und geradem Rücken und kommen Sie in den Einbein-Kniestand. Setzen Sie Ihr „schwächeres" Bein auf den Unterschenkel, stützen Sie sich neben diesem auf dem Boden ab. **(Abb. 7)**

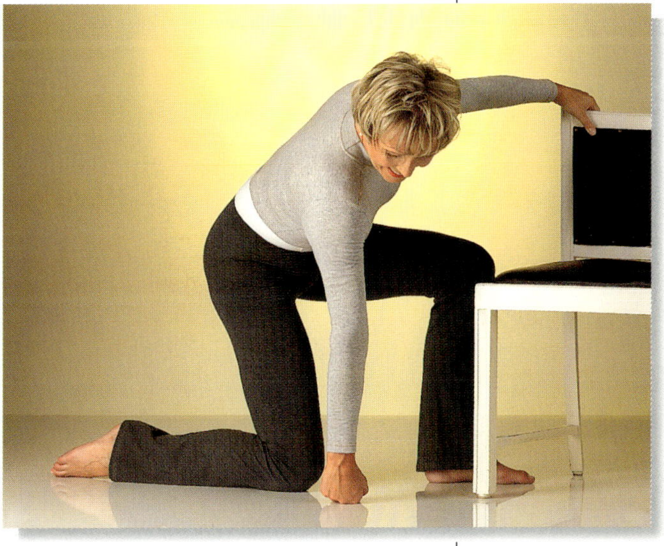

Abbildung 7

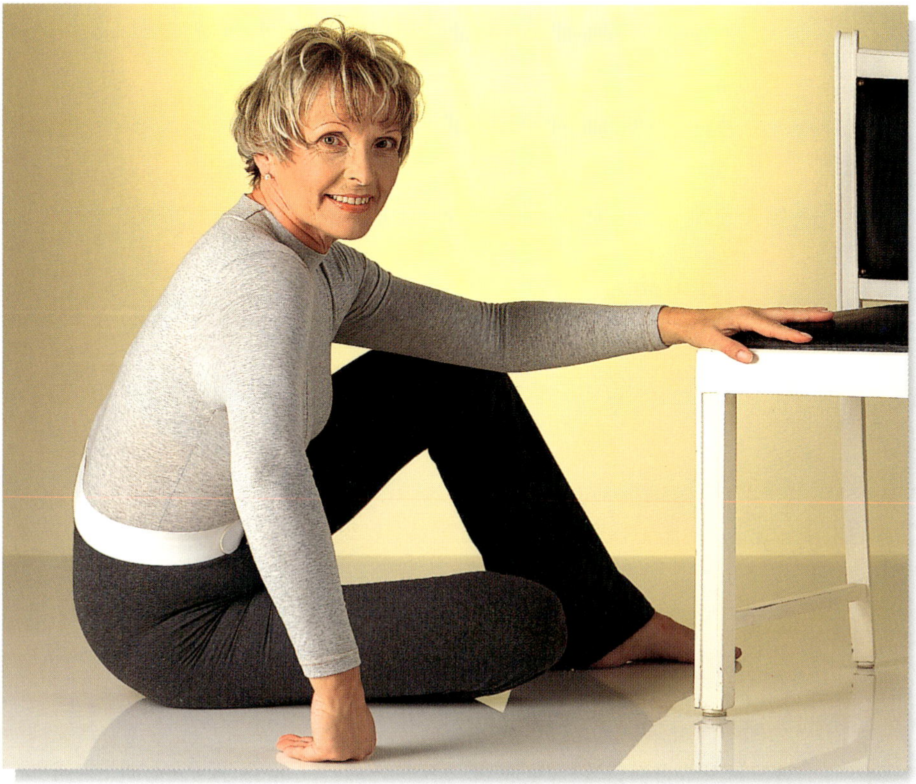

Abbildung 8

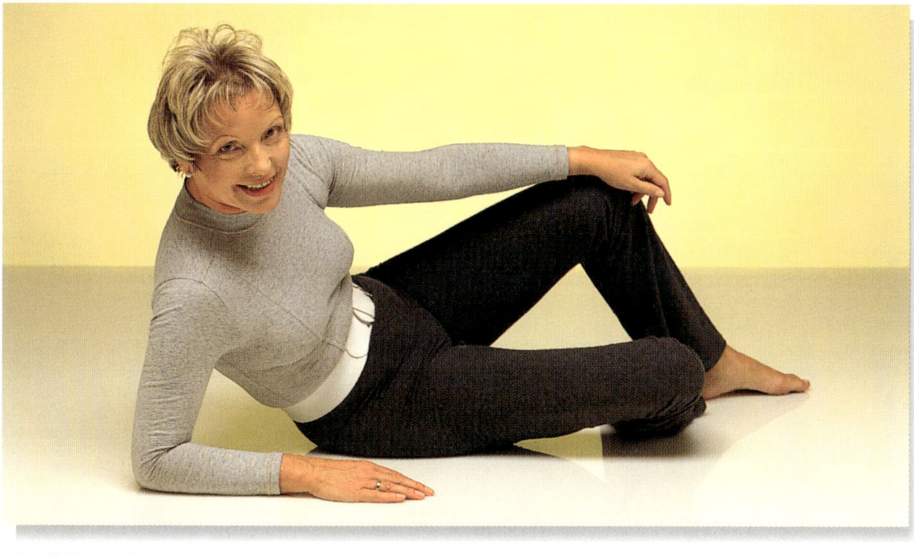

Abbildung 9

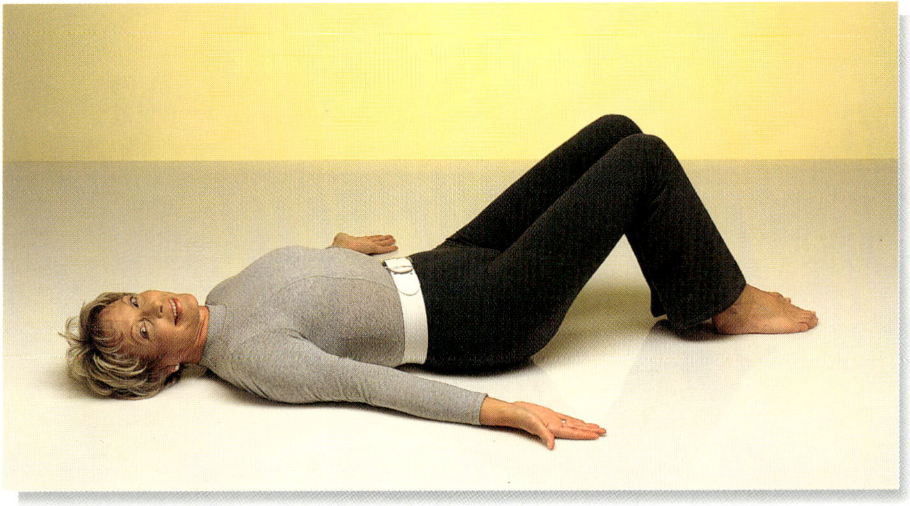

Abbildung 10

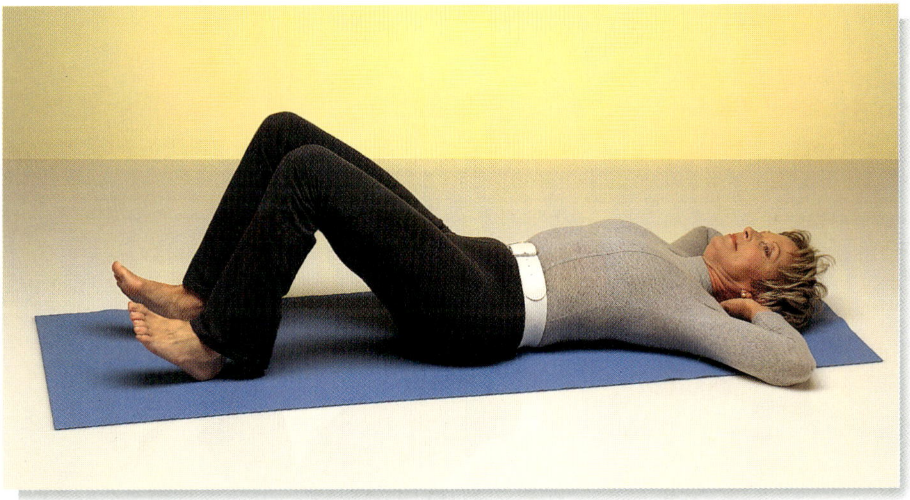

Abbildung 11

Rollen Sie über diese Seite in die Rückenlage mit angestellten Beinen. **(Abb. 8, 9 u. 10)**

- Kontrollieren Sie, ob die Beine hüftbreit aufgestellt sind, heben Sie gleichzeitig die Zehenballen an und senken Sie sie im rhythmischen Wechsel ab. **(Abb. 11)**
- Heben und senken Sie abwechselnd einen Fuß.
- Heben und senken Sie die Fersen, gleichzeitig und abwechselnd.
- Schieben Sie die Lendenwirbelsäule in den Boden und ziehen Sie sie dann bewusst wieder weg vom Boden.

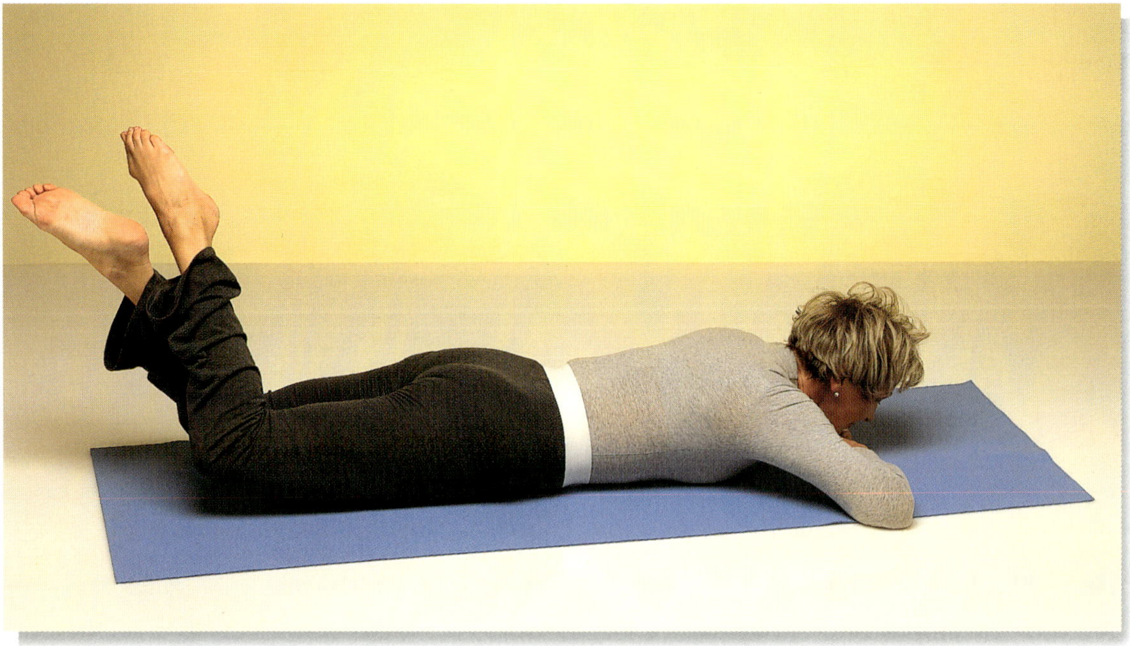

Abbildung 12

■ Verbinden Sie die Fußbewegungen mit der Bewegung in der Lendenwirbelsäule: mit dem Hineindrücken der Fersen in den Boden runden Sie in der Lendenwirbelsäule, beim Aufsetzen der Zehen ziehen Sie das Becken vom Boden weg.

■ Nach einigen Wiederholungen merken Sie, wie die Bewegung harmonisch durch den Körper fließt.

■ Abschließend rollen Sie in die Bauchlage, beugen die Beine und kreuzen die Fußgelenke: Sanft heben Sie erst das eine, dann das andere Knie mehrmals an, ohne aber das Gesäß hoch zu schieben. **(Abb. 12)**

Gute Bewegungskontrolle im Liegen – für die Hüftgelenke, die Wirbelsäule, den ganzen Rumpf

Entzündliche Gelenkerkrankungen treffen den ganzen Menschen. Ein allgemeines und wichtiges Problem ist die schubweise auftretende starke Müdigkeit. Hinzukommen Gelenkschmerzen, Schwäche, Instabilität und Fehlstellungen in den Gelenken. Gelenkschützende Übungen wirken sich auf die Schmerzen und die Müdigkeit dämpfend aus und führen zu einer verminderten Belastung von Gelenken und Muskeln. Gelenkschonend zu leben bedeutet für den Betroffenen ein Umdenken und Umlernen; dabei ist an das immerwährende Trainieren, auch in schmerzfreieren Phasen, zu denken.
Wie Gelenkfunktionen erhalten und verbessert werden können, lernt der Rheumakranke durch ständiges Erfahren und Üben. Zur schmerzbedingten Schwäche neigen auch die Abduktoren an der Hüftaußenseite. Sie tragen normalerweise zur Stabilität von Hüftgelenk und Wirbelsäule bei, die bei Rheumatikern aber nicht mehr gegeben ist und zu statischen Haltungs- und Bewegungsveränderungen führt.

- In Rückenlage mit hüftbreit angestellten Beinen prüfen Sie die Auflageposition: Der Kopf liegt in Verlängerung der Wirbelsäule; unterstützt wird er und die Halswirbelsäule durch ein angepasstes Polster (Nackenrolle zum Beispiel). Die Schultern liegen auf, die langen Arme sind mit zur Decke gerichteten Handflächen seitlich neben dem Rumpf abgelegt. Rücken und Gesäß haben festen Bodenkontakt. **(Abb. 1)**

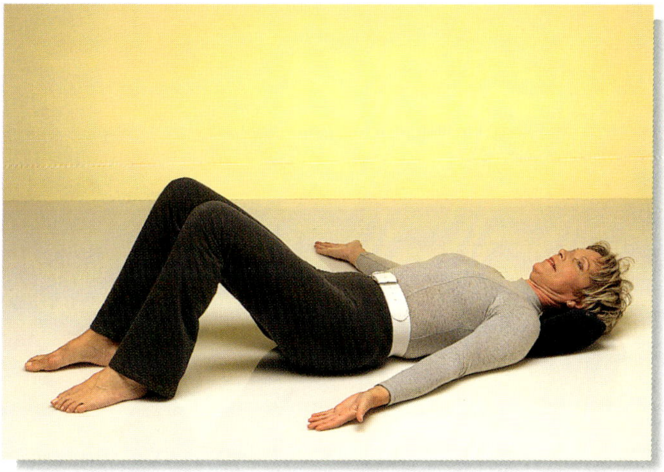

Abbildung 1

- Konzentrieren Sie sich auf ein Hüftgelenk und schieben Sie dieses in Richtung Achselhöhle. Der Bodenkontakt bleibt.
- Schieben Sie das Hüftgelenk anschließend weg und ziehen Sie es dann erneut zur Achselhöhle.
- Über die Normalstellung hinaus schieben Sie nun das Hüftgelenk in Richtung Ferse.
- Wechseln Sie im harmonischen Rhythmus zwischen aufwärts ziehen und abwärts schieben der Hüfte. Dabei spüren Sie nach einiger Zeit, wie intensiv sich die Muskeln des Gesäßes

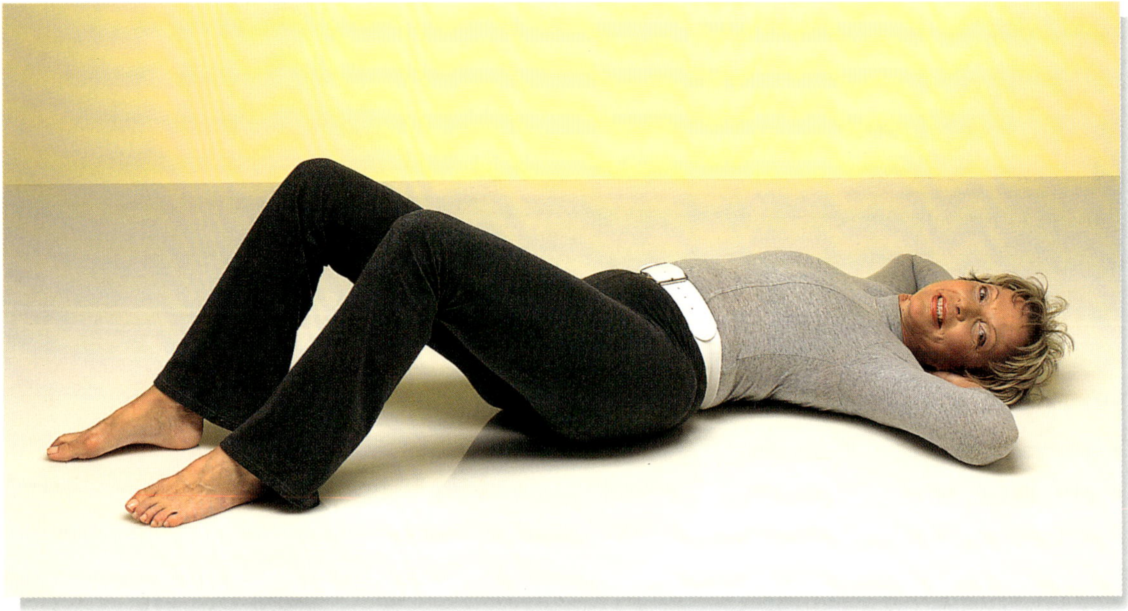

Abbildung 2

und der Flanke beteiligen. Auch der Brustkorb wird in die Bewegung mit einbezogen. **(Abb. 2)**

- Ebenso sorgfältig üben Sie auf der Gegenseite.
- Kombinieren Sie die beiden Seiten und Bewegungsrichtungen zu einem fließenden Durchziehen aufwärts und abwärts. Immer mehr spüren Sie, wie der ganze Rumpf in eine Bewegung kommt, die gelenkschonend und kräftigend wirkt.
- Nach einiger Zeit fühlen Sie sich geschmeidig wie eine Schlange; auch die Schultern sind inzwischen an der Bewegung beteiligt.
- Dennoch beziehen Sie die Schultern bewusst mit ein: Während Sie sie in Richtung Hüfte ziehen, kommt diese der Schulter entgegen.
- Weich und trotzdem intensiv ziehen und schieben Sie Hüfte, Wirbelsäule und Schultern auf und ab. Ruhige entspannende Atemzüge begleiten die Übungen.
- Zuletzt schieben Sie den ganzen Rücken in den Boden hinein, so, als wollten Sie dort einen Abdruck hinterlassen.
- Nun rollen Sie auf eine Seite (siehe S. 27 – 29, Abb. 7 – 10 in der umgekehrten Reihenfolge), stützen sich zunächst auf dem Unterarm, dann auf der Faust ab. Sie fassen mit der zweiten Hand einen stabilen Halt (Stuhl, niedriger Schrank) und stellen ein Bein auf zum Einbein-Kniestand. Anschließend verlagern Sie Ihr Gewicht auf das aufgestellte Bein, stützen sich mit beiden Händen (Fäusten) auf dem Stuhl auf, verlagern das Gewicht dorthin und kommen dann mit langem Rücken wieder in den Stand.

Aktiv durch dynamisches Sitzen – in Hüftgelenken, Knien und Fußgelenken

Wir sitzen zu viel! Und vor allem dann, wenn Bewegungseinschränkungen das Gehen und Stehen nicht unbedingt zu einem erfreulichen Erlebnis gestalten. Abgesehen davon, dass die Gewichtsverhältnisse unseres Körpers bei Passivität leichter aus der Kontrolle geraten, nehmen die Knochenstrukturen in ihrer Stabilität ab (denken Sie an Osteoporose). Leichte Bewegungen, die Sie zwischendurch immer wieder in Ihren Tagesablauf einbauen, wirken Gewichtszunahme und Steifheit jedoch erfolgreich entgegen.
Auch im Sitzen kann man sehr gut trainieren, besonders wenn Gelenkveränderungen und Bewegungseinschränkungen drohen. Wechseln Sie dennoch regelmäßig vom Liegen zum Sitzen und weiter zum Stehen und zum Gehen. Wenn Sie aber sitzen, dann tun Sie dies auf dynamische Art – Ausdauer, Bewegungssicherheit, Beweglichkeit und Kraft werden gefördert.

- Zunächst lassen Sie sich schonend auf Ihrem Stuhl oder Sessel nieder: Stellen Sie die Füße parallel und hüftbreit auf, wählen Sie, je nach Bewegungsfähigkeit, zum Abstützen der Hände einen Tisch, die Armstützen eines Sessels, die Sitzfläche des Stuhles oder Ihre Oberschenkel – dann gleiten Sie mit dem Gesäß auf die Sitzfläche. Rücken Sie sich zurecht, achten Sie auf die richtige Fuß- und Beinstellung, auf den Strahlenkranz der Zehen unterhalb der Knie. Machen Sie die Wirbelsäule lang und legen Sie die Hände auf die Oberschenkel.
- Zum Lockern und Erwärmen des Schulterbereichs und zur Kreislaufanregung schwingen Sie rhythmisch Ihre Arme am Rumpf vorbei, vor und zurück. Parallel- und Wechselschwünge folgen nacheinander, begleitet von einem motivierenden ¾-Takt.
- Lassen Sie die Hände auf den Oberschenkeln ruhen und schieben Sie die Fersen in den Boden.
- Beginnen Sie die Füße zu den Zehen, zu den Fersen abzurollen.
- Stellen Sie sich vor, Sie schaufeln mit den Füßen feinen Sand an einem Strand auf. Sie sind eifrig bei der Sache! Überstrecken Sie dabei bitte nicht die Zehen. Wie auf Seite 14 rundet und richtet sich die Lendenwirbelsäule mit auf. **(Abb. 1, Seite 34)**

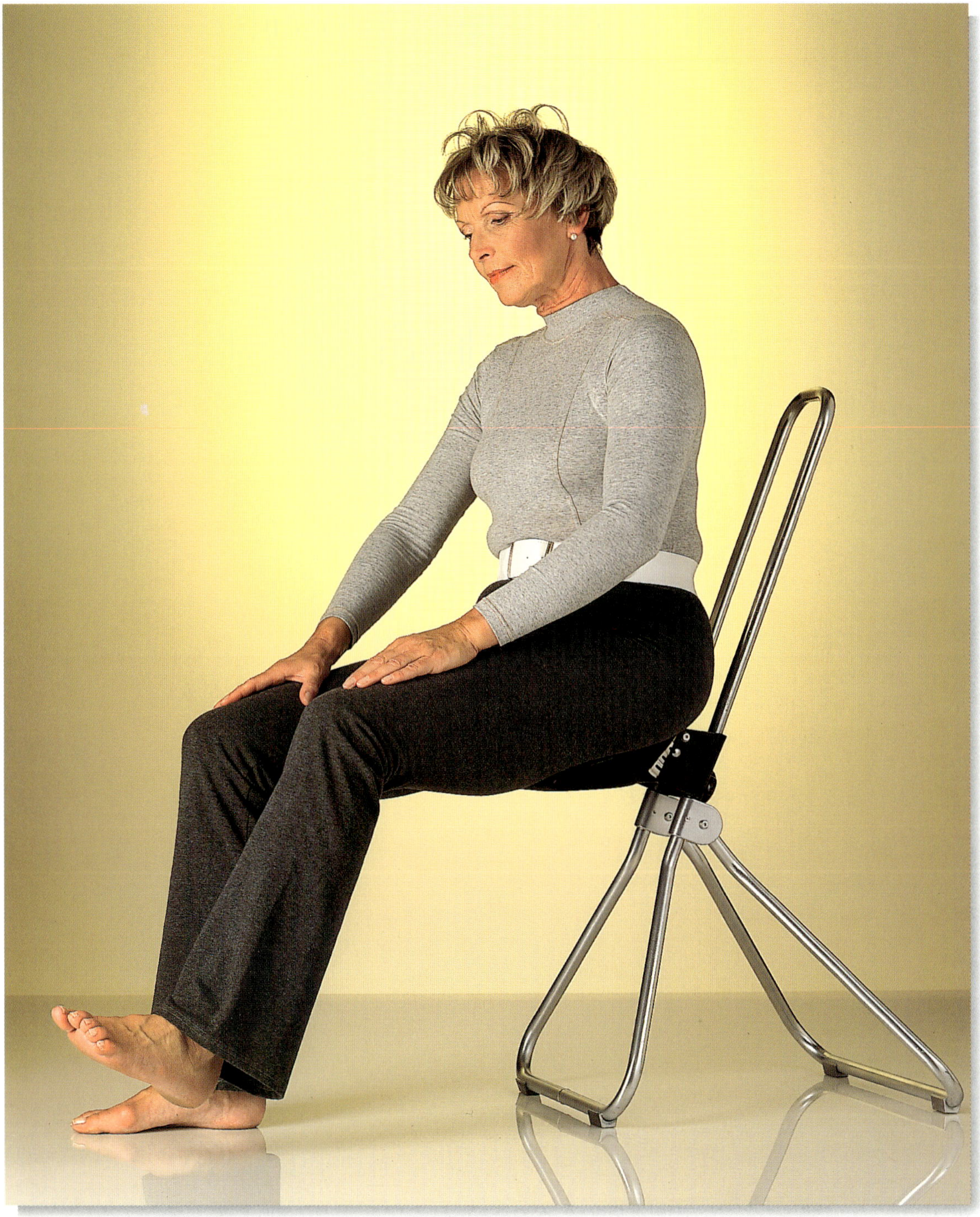

Abbildung 1

■ Wechseln Sie über in die Gehbewegung: Ein Fuß steht auf der Ferse, der andere auf der Spitze. Gegeneinander rollen Sie die Füße gleichzeitig ab.

■ Durch die Verbindung der aufliegenden Hände fließt die Bewegung durch das Gehen bis in den Rumpf und die Schultern.

■ Sie verstärken die Wirkung, wenn Sie mit den Händen über die Oberschenkel und die Knie bis an dic Schienbeine streichen. Dabei nähern sich die Zehen des einen Fußes der Gegenschulter. Diese Übung mobilisiert, erwärmt und dehnt die Muskeln. **(Abb. 2)**

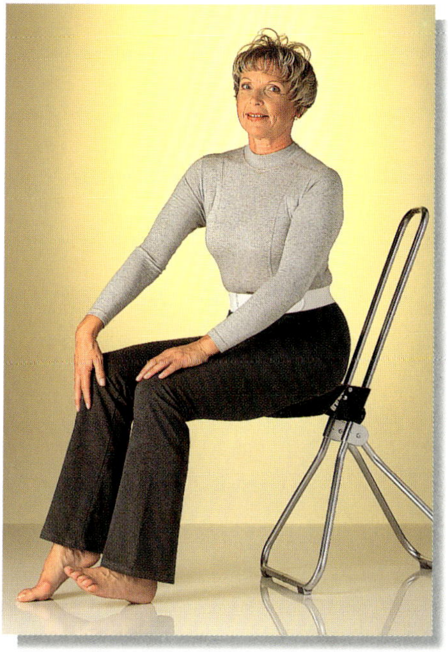

Abbildung 2

■ Wie auf Seite 32 schon im Liegen geübt, heben Sie die Hüfte einer Seite an, ziehen sie in Richtung Achselhöhle und senken sie dann sanft ab. Ziehen Sie dabei bewusst die Gesäßmuskeln zuerst zusammen und lösen Sie sie wieder beim Aufsetzen. **(Abb. 3)**

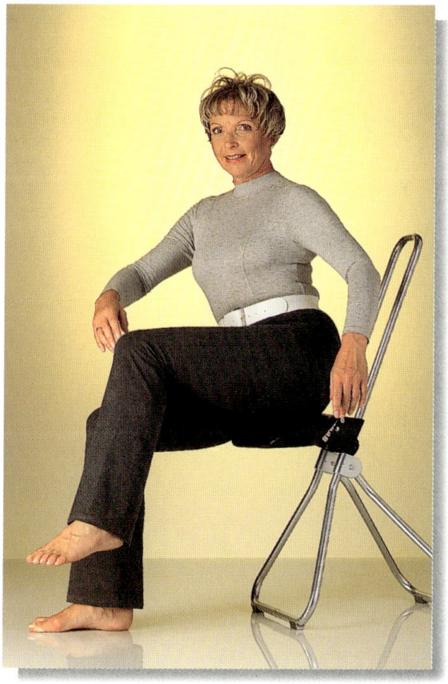

Abbildung 3

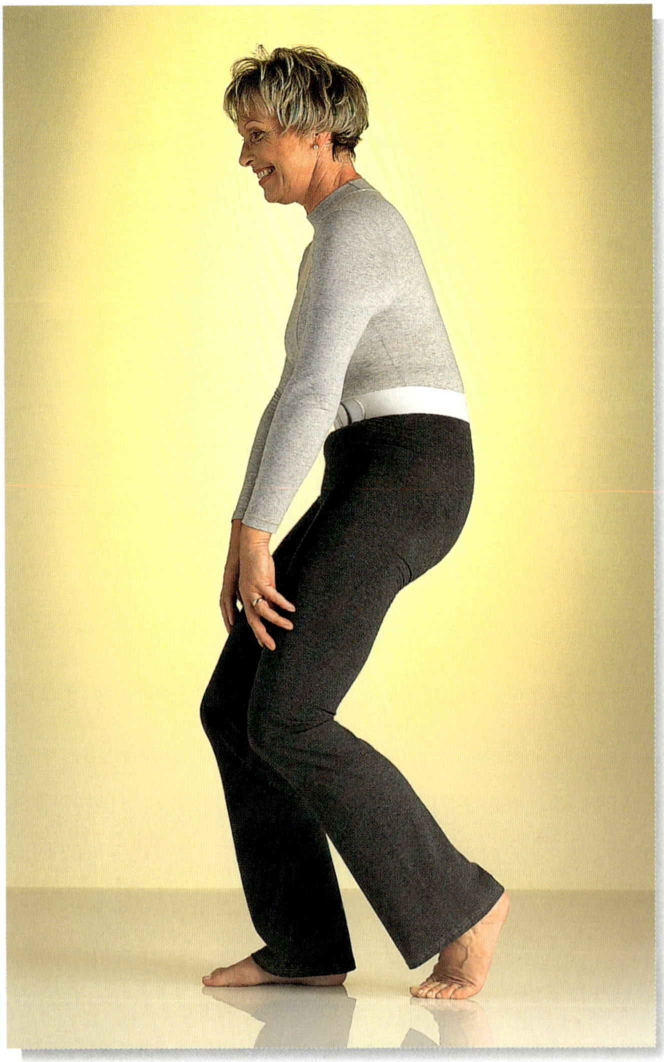

Abbildung 4

- Schieben Sie die Hüfte vor und zurück, fließend und mehrmals.
- Verbinden Sie beide Richtungen: Schieben Sie die Hüfte vor, heben Sie sie anschließend an und setzen Sie sie dann ab. Während des intensiven Anhebens der Hüfte bemerken Sie ein Dehnen der Gegenflanke.
- Nach entspannenden Lockerungen üben Sie auf der anderen Seite.
- Schieben Sie die Hüfte jetzt zurück und vor, mehrmals und fließend.
- Ergänzen Sie die Bewegung durch das seitliche Anheben und Absetzen der Hüfte.
- Wechseln Sie in der Bewegungsrichtung einmal über vorwärts, einmal über rückwärts.
- Der Kreis schließt sich zu einer „Radfahrbewegung" aus dem Hüftgelenk heraus: vorwärts – anheben – rückwärts – absetzen. Es ist sinnvoll, beide Richtungen zu üben.
- Lassen Sie beide Hüftgelenke gleichzeitig gegeneinander „fahren", mal im geringeren, dann im größeren Bewegungsausmaß, je nach Können.

Als **Alltagsbewegung** übertragen Sie das Gelernte in den Stand und kontrollieren die Ausführung vor dem Spiegel. **(Abb. 4)**

Aus der Entspannung in die beste Bewegung – Gelenkschonung in der Stufenlagerung

Der typische, fließende Schmerz ist bei allen Rheumaformen zu finden. Für den Betroffenen ist es richtig, ihn zu respektieren. Schmerzen bedeuten immer, dass das Gelenk überbelastet wird. Es wird unbewusst in der Position gehalten, in der die Beschwerden am geringsten sind, aber die dadurch auftretenden Versteifungen sind funktionsbehindernd. Deshalb gehören Schmerzbehandlungen und Bewegungstherapien im Sinne des Lockerns und der Entspannung zu den wichtigsten Maßnahmen.
Denken Sie immer daran, Ruhestellungen zu vermeiden, die die Entstehung von Fehlstellungen in den Gelenken fördern. Meiden Sie zum Beispiel niedrige Stühle und allzu weiche Betten. Finden Sie Ihr eigenes Gleichgewicht zwischen Aktivität und Ruhepause. Zwischen den Bewegungen im Hüftgelenk und denen im Bereich der Lendenwirbelsäule, des Kreuzbeins und des Beckens bestehen enge Verbindungen. Einschränkungen und Muskelverkürzungen dort verursachen Schmerzen und Steifheit. Wohltuend und entspannend erweisen sich dann Übungen im Liegen mit erhöht abgelegten Beinen (Stufenlagerung).
(Abb. 1)

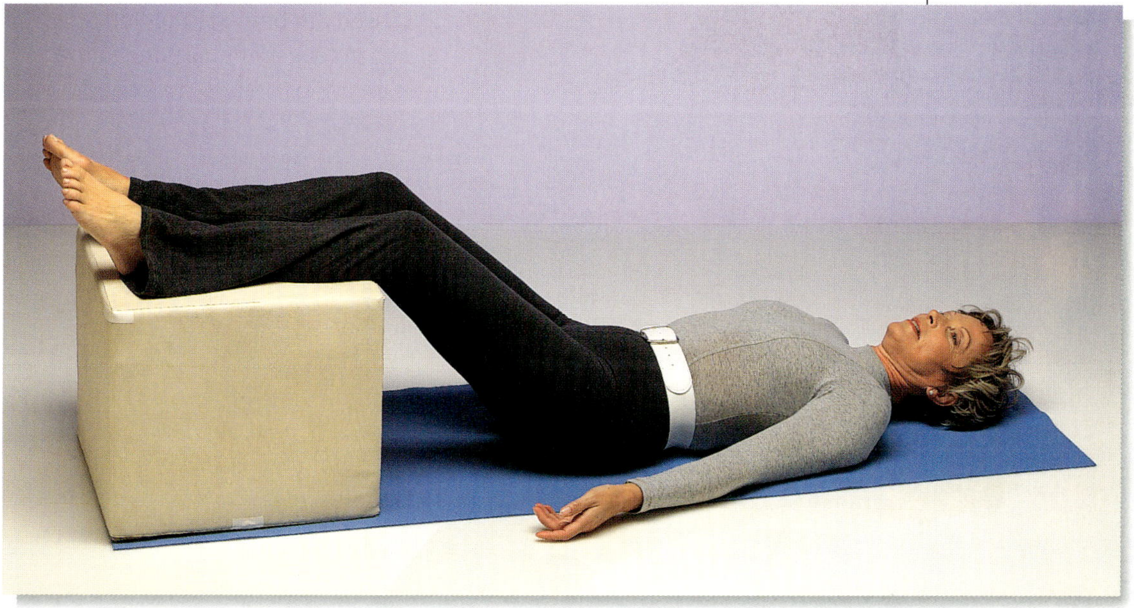

Abbildung 1

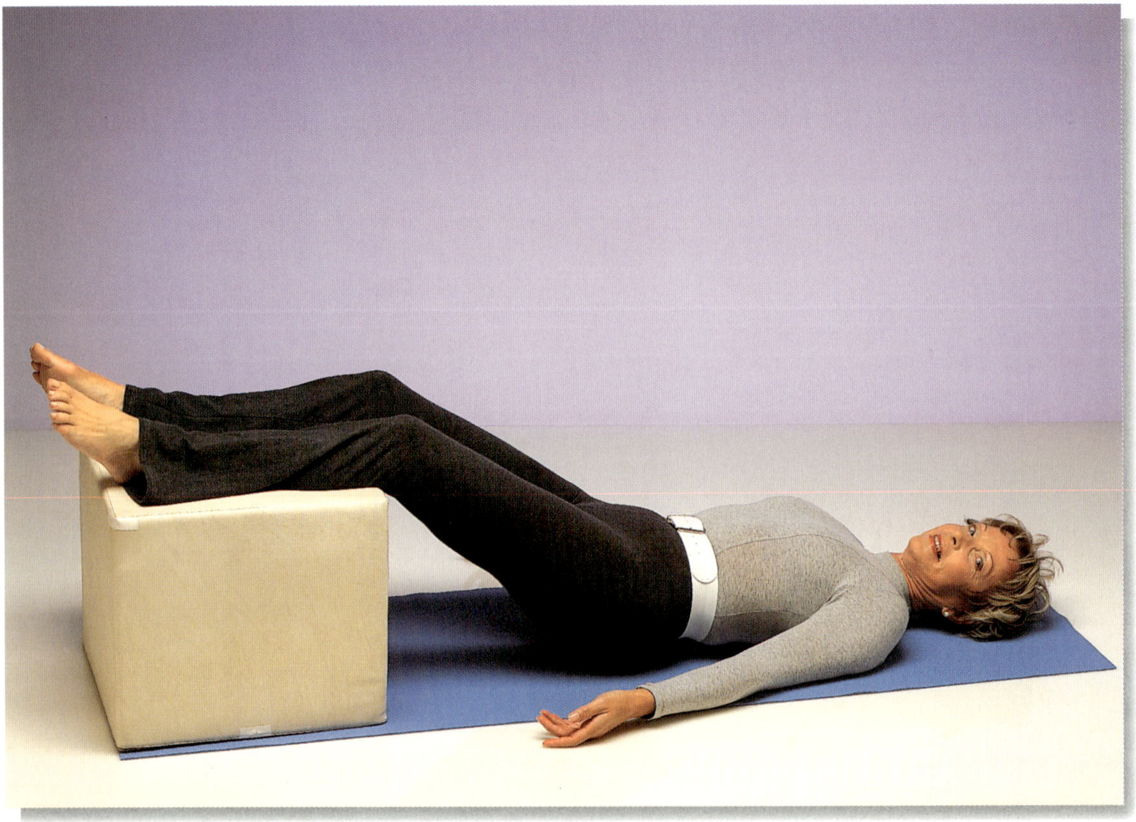

Abbildung 2

■ Wie schon besprochen, gleiten Sie vom Stand mit Abstützen (Fauststellung) von einem Stuhl oder Hocker in den Einbein-Kniestand. Über den Hand- bzw. Unterarmstütz am Boden rollen Sie in die Rückenlage und legen die Unterschenkel auf einem Stuhl ab. Angenehmer geht dies mit einem festen Polster.

■ Rücken Sie sich lange und ausgiebig zurecht. Kopf und Halswirbelsäule werden durch ein Polster unterstützt. Wenn Sie den Rücken auf dem Boden „ausgebreitet“ haben und es Ihnen gut geht, atmen Sie ein paar Mal ruhig durch.

■ Üben Sie leichten Druck mit den Unterschenkeln auf die Polster- oder Sitzfläche aus und geben Sie wieder nach.

■ Mit neuem Druck der Unterschenkel heben Sie das Becken ein wenig vom Boden ab. **(Abb. 2)**

■ Richten Sie nun Ihre Aufmerksamkeit auf die aufliegenden Schultern und Arme: Ob Sie die Handflächen oder Handrücken zur Decke drehen, entscheiden Sie.

■ In Verbindung mit der Ausatmung schieben Sie die Schultern in den Boden hinein, mit der Einatmung geben Sie nach.

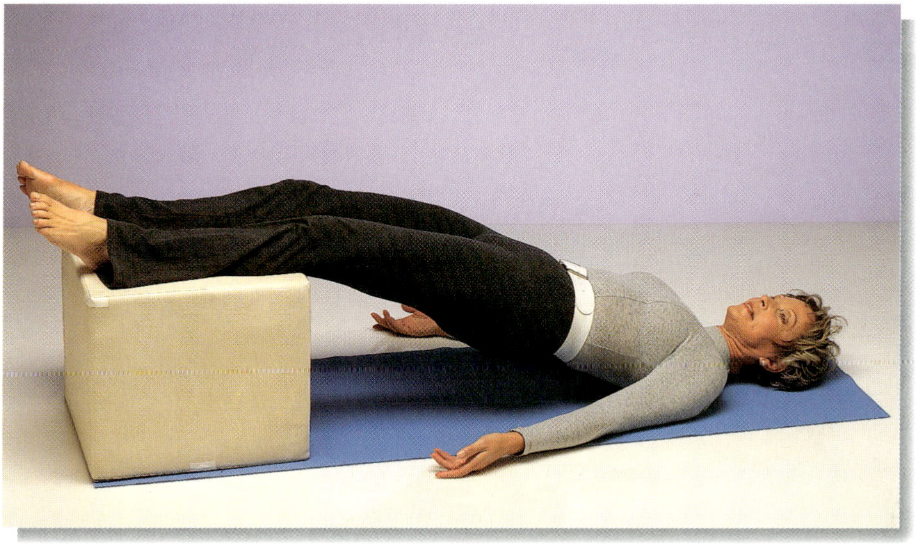

Abbildung 3

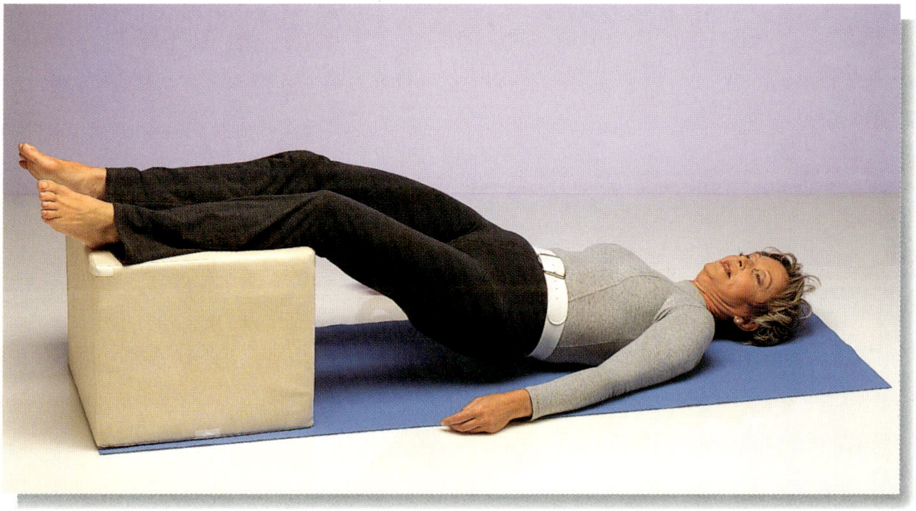

Abbildung 4

- Nach einigen Wiederholungen drücken Sie gleichzeitig die Schultern in den Boden und die Unterschenkel in die Sitzfläche. Das Becken hebt sich so fast automatisch vom Boden.
- Je nach persönlicher Bewegungsmöglichkeit sind Sie nun in der Lage, allmählich die Hüftgelenke zu strecken, wenn das Becken abgehoben ist. **(Abb. 3)**
- Beginnen Sie in dieser Position abwechselnd die rechte, dann die linke Hüfte in Richtung Achselhöhle zu ziehen. Bewegen Sie sich im kleinen

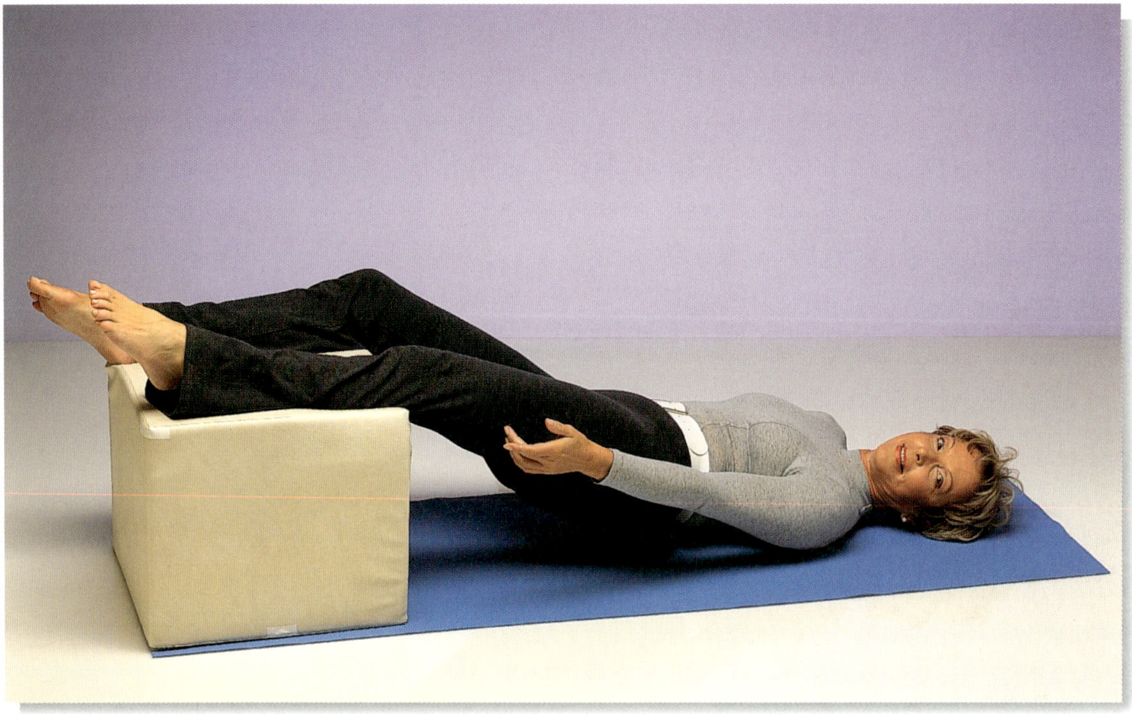

Abbildung 5

Ausmaß, leicht und locker, langsamer und schneller. **(Abb. 4, Seite 39)**

- Nehmen Sie die Schulterbewegung mit dazu, wie eine Schlange. **(Abb. 5)** Führen Sie die Kombination Schulter – Hüfte sehr langsam aus. Werden Sie weiter und größer, räkeln Sie sich ausgiebig und spüren Sie ein Dehnen und die Wärme im Rücken- und Hüftbereich.
- Erinnern Sie sich an die Hüftbewegung auf Seite 19? Versuchen Sie diese in der Stufenlagerung sanft und geschmeidig einfließen zu lassen.
- Wenn Sie sich wohl dabei fühlen, bleiben Sie länger in dieser Bewegung. Anstrengung stellen Sie am Schwererwerden des Bewegungsflusses fest. Machen Sie eine Pause und beginnen Sie die Übungen noch einmal, wenn Sie wieder entspannt sind und Ihr Atemrhythmus ruhig geworden ist.

Mit in Ihren **Alltag** nehmen Sie bitte die folgende Anregung: Immer dann, wenn Sie bemerken, dass durch Anstrengung, Stress, Kälte und Schmerz die Verspannungen im Rücken Ihre Beweglichkeit einschränken, suchen Sie sich einen stabilen Halt an einer Wand, Tür, einem Schrank oder ähnlichem. Reiben Sie die verspannte Region warm und beginnen Sie mit den geübten Mobilisationen, Dehnungen und ruhiger Atmung die Verspannungen zu lockern und zu lösen. **(Abb. 6)**

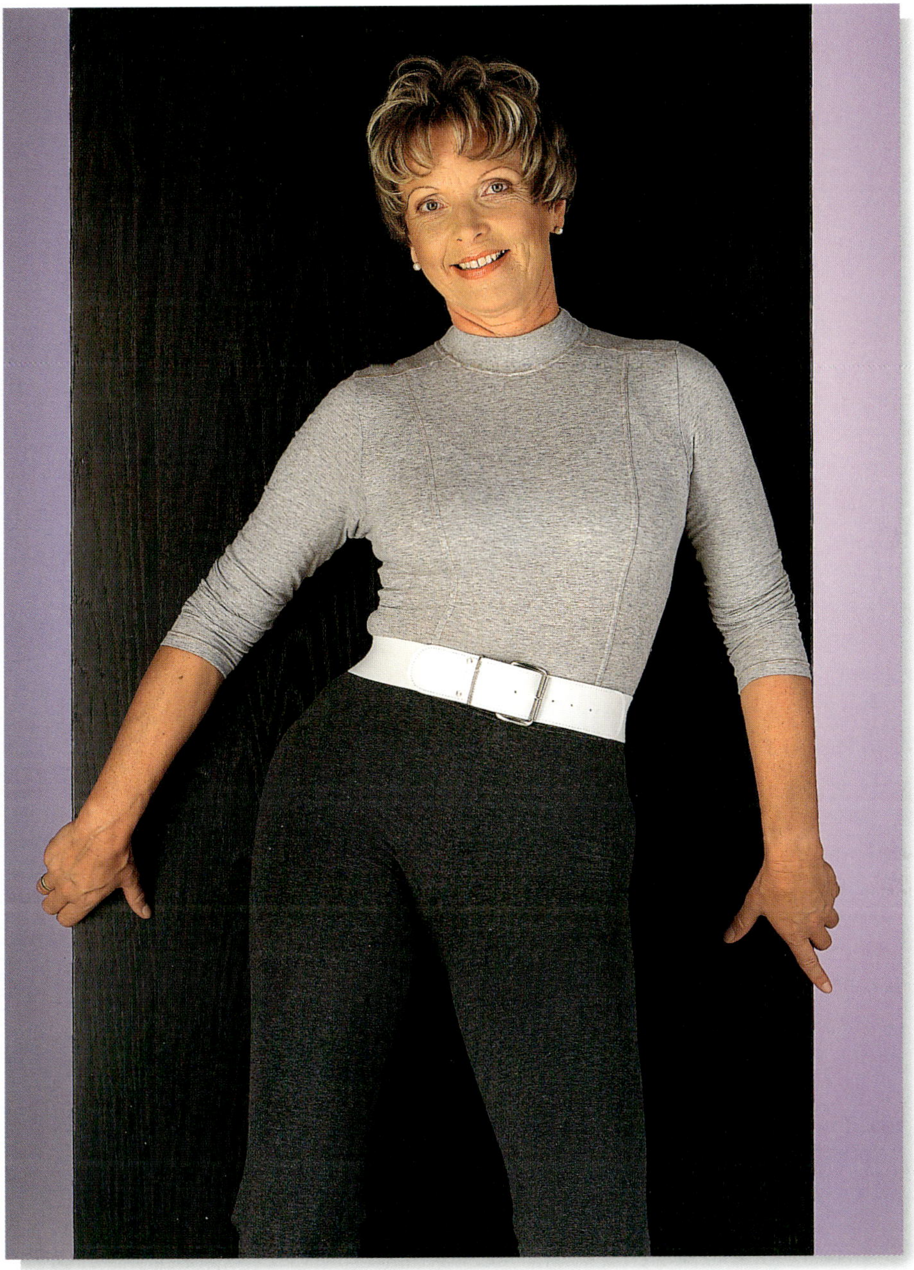

Abbildung 6

Am Tisch, nicht nur zum Essen – Entlastendes für die Schultern

Testen Sie Ihr Schultergelenk auf seine Funktionsfähigkeit hin: Können Sie mühelos die Hand in den Nacken und in den Rücken führen? Sind Sie in der Lage, sich selbstständig an- und auszukleiden, Ihre Haar- und Körperpflege ohne fremde Hilfe auszuführen? Bevorzugen Sie Arm und Hand einer Seite mehr? Warum?

Das Schultergelenk lässt, verglichen mit anderen Gelenken, sehr viele Bewegungen und Bewegungsrichtungen zu. Dafür sorgen unter anderem zahlreiche Bänder und eine gut ausgebildete Muskulatur. Ist dieses Gleichgewicht gestört, schwächen Bewegungseinschränkungen die Muskulatur. Gerade bei entzündlichen Erkrankungen im Schultergelenk ist für die Bewegung viel Kraft nötig. Da diese Bewegungen aber schmerzen, bewegen Betroffene dieses Gelenk kaum, was dann wieder zur Gelenkkapselschrumpfung, Muskelverkürzung und -schwäche führt. Deshalb sollten die Schultergelenke täglich mindestens einmal durchbewegt und leicht belastet werden.

Gut eignet sich dazu ein Tisch, auf dem Sie beide Unterarme vollständig ablegen können: Allein dies führt schon zu einer Entlastung im Schulterbereich.

- Denken Sie beim Sitzen an die gleichmäßige Belastung beider Füße, eine achsengerechte Beinstellung und die Verteilung des Gewichtes auf beide Körperhälften.
- Die Unterarme ruhen in Längsrichtung körperbreit parallel auf entsprechend gefalteten Tüchern. Sollten Sie rheumatisch veränderte Finger und Hände haben, lassen Sie die Fingergrundgelenke auf einer festen Rolle aus zum Beispiel Schaumstoff oder Taschentüchern ruhen. Heben Sie die Schultern etwas an und lassen Sie sie dann wieder fallen, so, als wollten Sie noch wesentlich mehr Last auf dem Tisch ablegen. **(Abb. 1)**
- Ziehen Sie den Rumpf vom Tisch weg, runden Sie die Lendenwirbelsäule.
- Schieben Sie nun das Brustbein über den Tisch und spüren Sie, wie die Wirbelsäule lang wird. **(Abb. 2)**
- Die aufgelegten Unterarme gehen bei jeder Bewegung mit.
- Nützen Sie dieses Zusammenspiel von Becken, Rumpf und Armen: Es sorgt für ein passives Mitbewegen der Schultern in Verbindung mit einem sanften Dehnen.
- Lassen Sie das Runden und Strecken mit Impuls aus dem Becken fließen und wiederholen Sie so lange, bis Sie sich geschmeidiger fühlen.

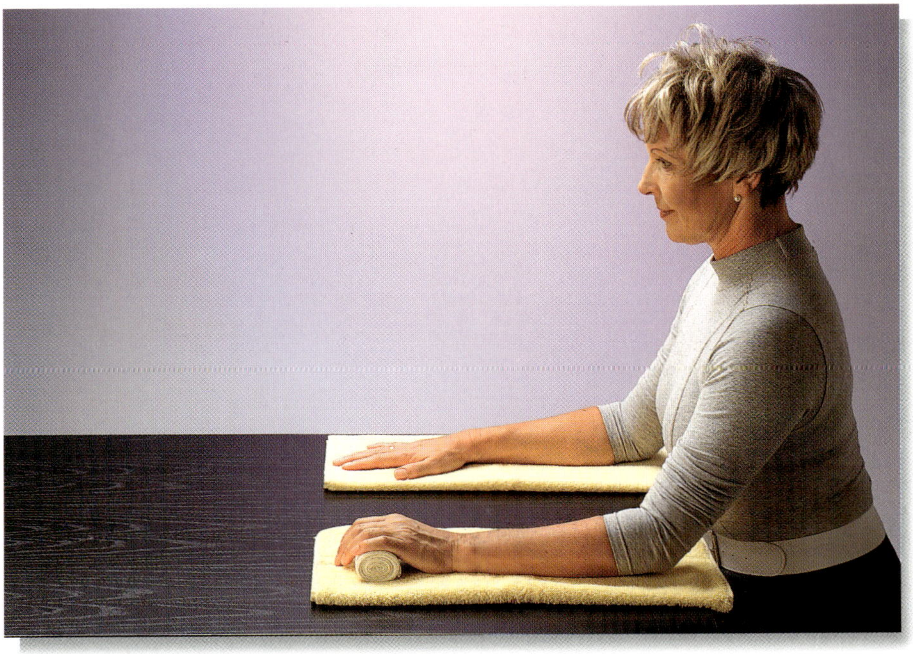

Abbildung 1

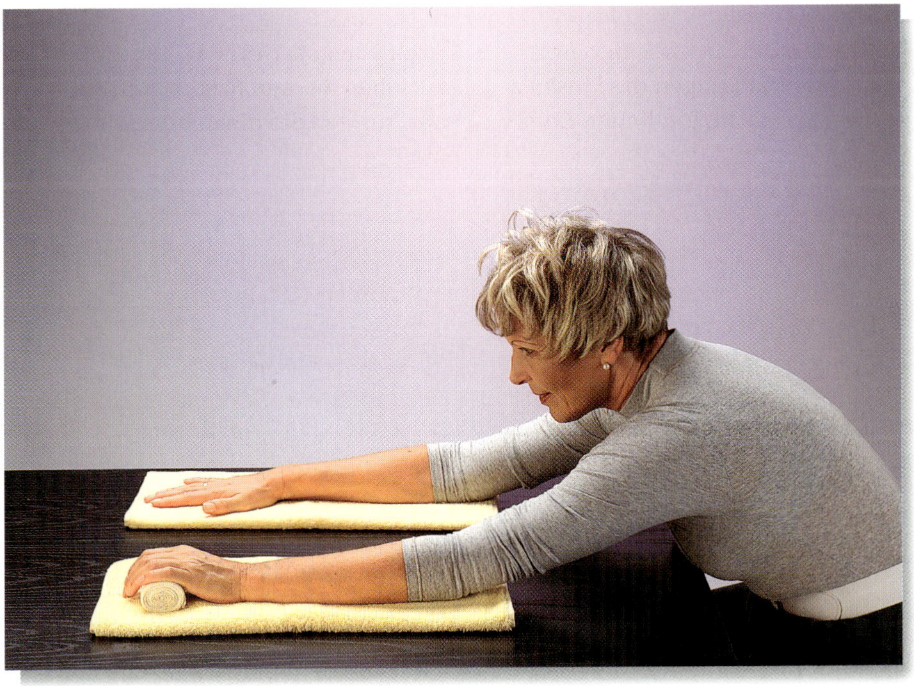

Abbildung 2

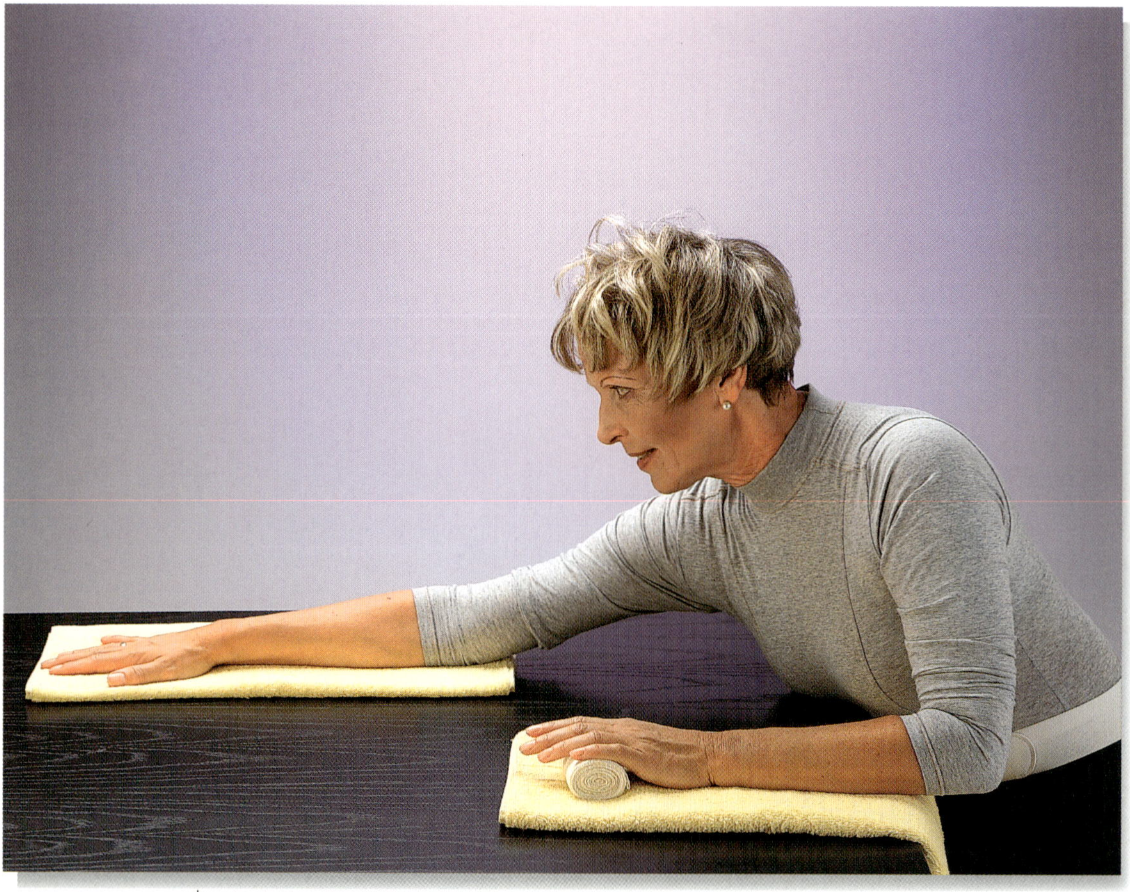

Abbildung 3

■ Vergrößern Sie den Weg, nützen Sie die Länge des Tisches aus.
■ Verändern Sie die Bewegung, wenn Sie, wieder aus dem Becken heraus, einmal mehr die linke, dann die rechte Rumpfseite vorschieben. Automatisch überträgt sich dies auf die Arme. **(Abb. 3)**
■ Im ruhigen Rhythmus und immer größerem Bewegungsausmaß gleiten Sie aus der Rundung in die Aufrichtung, von der einen zur anderen Seite. Bleiben Sie in Bewegung, so lange Sie können. Spüren Sie die aufkommende Wärme, die ebenfalls zu mehr Dehnfähigkeit beiträgt.

Mehr aktive Beteiligung der Schultern erfordert die folgende Übung:
■ Parallel und körperbreit auseinander liegen die Unterarme auf. Mit Hilfe des langen Rumpfes schieben Sie die Arme so weit vor wie möglich. Durch das nun folgende gleichzeitige Auseinander-, Zurück- und wieder Vorschieben entsteht ein Kreis. Dieser „Spur" folgen Sie gleichmäßig und zügig. Immer sind Rumpf und Becken

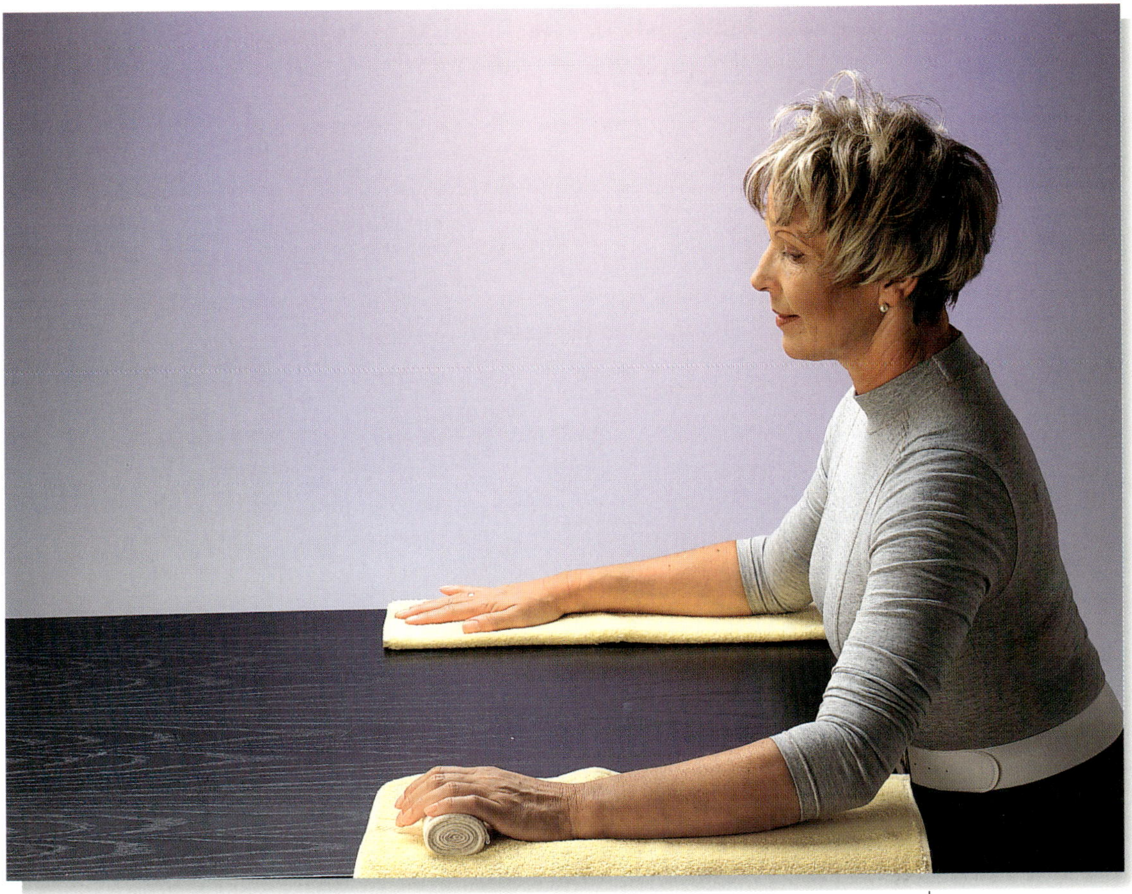

Abbildung 4

beteiligt, beim Zurückziehen mit dem Runden, beim Vorschieben mit dem Langwerden. Sie wischen in großen Kreisen auf den Unterarmen über den Tisch, wie in einer großen „Schwimmbewegung". **(Abb. 4)**

Mit in den **Alltag** hinein nehmen Sie bitte die folgende Anregung: am Tisch zu sitzen und beide Unterarme dort abzulegen. Gelenkschonender für die Schultern ist der Bewegungsimpuls aus dem Becken und dem Rumpf heraus. Dieser Gesamtkörpereinsatz vermittelt Ihnen mehr Geschmeidigkeit und Bewegungssicherheit. Gut durchblutete Muskeln erzeugen Wärme, mit der Sie Verkürzungen in den Gelenken leichter begegnen können.

Besser geht es am Tisch – mehr Bewegung für Finger und Hände

Hände sagen viel Charakteristisches über den Menschen aus, zu dem sie gehören. Sie lassen auch das Altern erkennen und zeigen dabei die ganze Vielfalt von Deformierungen, seien sie durch Arthrosen oder chronisch entzündlichen Gelenkrheumatismus bedingt. So lange wir alles fassen, greifen, halten und drehen können wird der Hand wenig Aufmerksamkeit geschenkt, Einschränkungen in der Bewegung macht uns jedoch ungeschickt oder sogar hilflos.
Die gesunde Hand ist sehr beweglich: Denken Sie zum Beispiel nur an das Greifen von Dosen, das Drehen von Schlüsseln, das Entgegennehmen und Zählen von Geld sowie das Schreiben. **(Abb. 1)**
Die Finger der rheumatischen Hand können in Höhe der Fingergrundgelenke stark zur Kleinfingerseite abweichen, es können Bewegungseinschränkungen in der Beugung und der Streckung der Finger eintreten, verschiedene Griffe sind nur noch in geringem Umfang oder nicht mehr möglich. (Den Begriff der „Skoliose" finden Sie auch bei der Hand.)
Täglich ausgeführte korrigierende

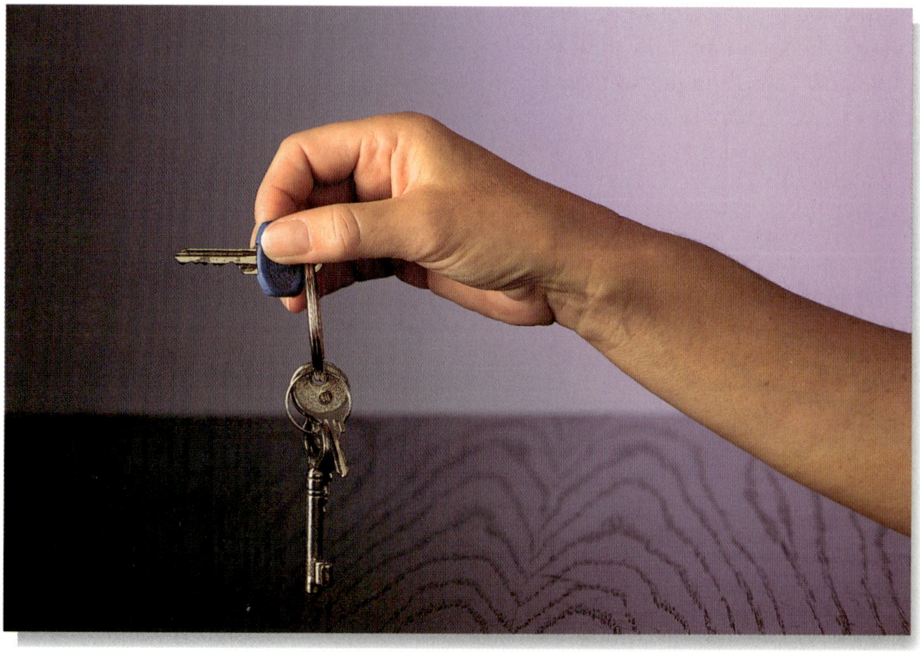

Abbildung 1

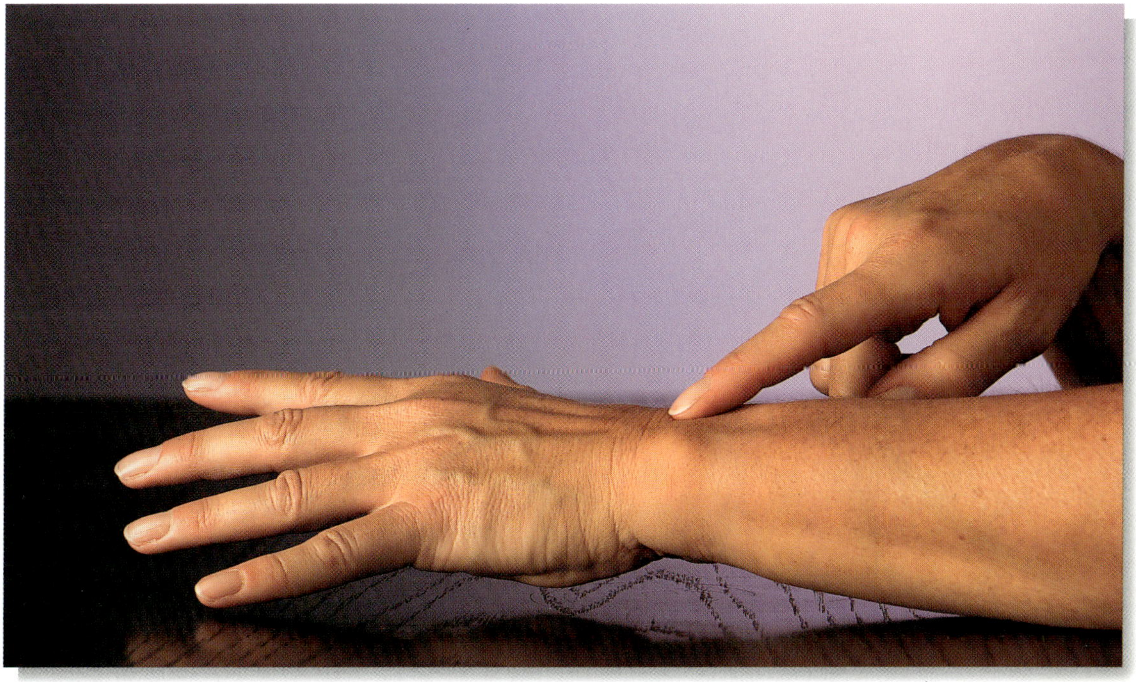

Abbildung 2

Übungen erhalten zumindest Funktionen, wirken aber auch Kontrakturen entgegen. Die Übungen sollten mit so wenig Belastung wie möglich durchgeführt werden, und bei schweren Fehlstellungen ist das Mobilisieren in den Handgelenken zu vermeiden.
Ein stabiles Handgelenk führt zu besserer Greiffähigkeit der Finger.
Sehr angenehm ist das Üben in warmem Wasser.
Kräftigende Übungen auf die Fingerbeuger sind zu vermeiden: treten Schmerzen auf, soll die Übung abgebrochen werden.

■ Betrachten Sie die Hand von allen Seiten genau, stellen Sie unter anderem zwei Dinge fest:

1. In der Handfläche, unterhalb der Fingergrundgelenke, befindet sich ein Muskelwulst, das Quergewölbe.
2. Auf dem Handrücken tasten und sehen Sie Knochen beziehungsweise Sehnen, die wie Strahlen vom Handgelenk zu den Fingern ziehen. Ihre größte Aufmerksamkeit richten Sie bitte auf den Strahl des Mittelfingers, der in völlig gerader Linie in den Unterarm übergeht. **(Abb. 2)**

■ Legen Sie den Unterarm mit der Hand auf dem Tisch auf und unterstützen Sie das Quergewölbe durch eine kleine Rolle oder ein Buch. Beginnen Sie nun mit dem aktiven Längsdehnen in den Fingergelenken. Beobachten Sie, wie zunächst der Mittelfinger, der Ringfinger, der Zeigefinger, der kleine Finger länger werden; den Daumen spreizen Sie ab.

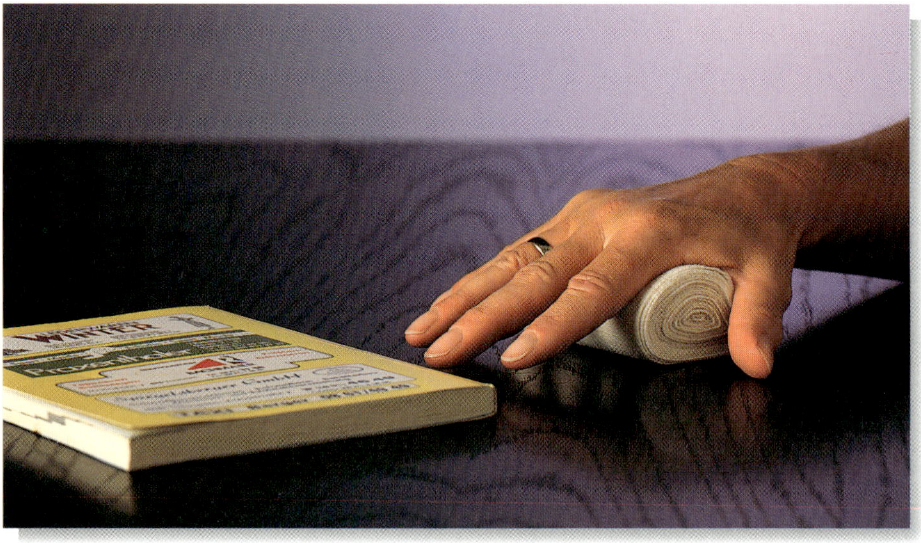

Abbildung 3

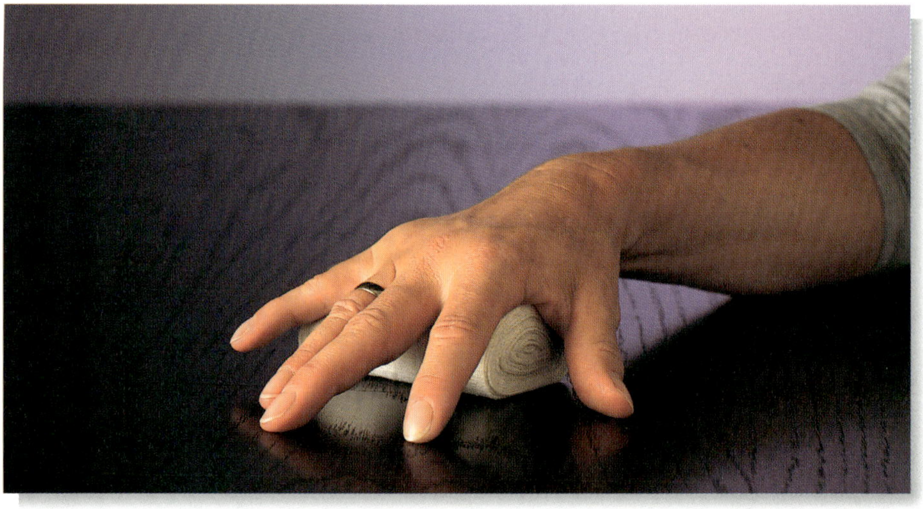

Abbildung 4

▪ Wiederholen Sie dieses Dehnen und beachten Sie die Achse Handgelenk – Mittelfingerstrahl in ihrer strengen Linie. Mit einer Orientierungshilfe, zum Beispiel Stift, Buch oder Tischkante, können Sie das Langwerden erkennen. **(Abb. 3)**

▪ Vom Mittelfinger aus spreizen Sie nacheinander die anderen Finger ab und führen sie in umgekehrter Reihenfolge wieder heran. Der Mittelfinger bleibt als Handachse stehen, um die herum die Bewegung erfolgt. **(Abb. 4)**

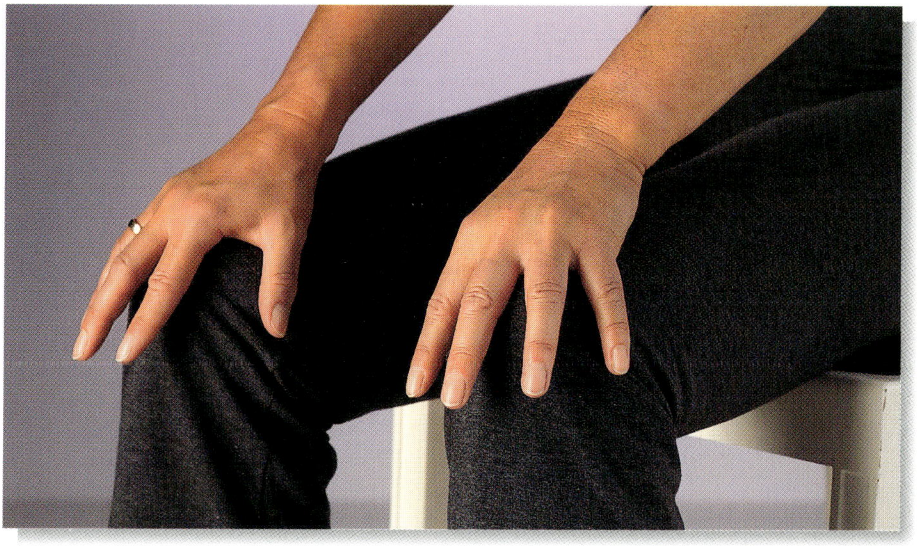

Abbildung 5

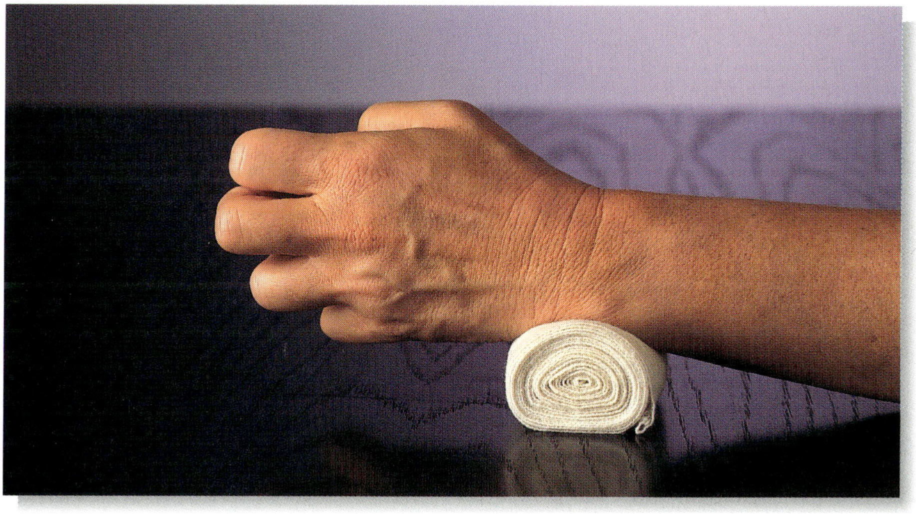

Abbildung 6

Sollten Sie einmal unterwegs und ohne Tisch sein, bieten Oberschenkel und Knie einen praktikablen Ersatz zum Üben. **(Abb. 5)**

- Legen Sie Unterarm und Hand auf der Kleinfingerseite auf den Tisch und schieben Sie ein Polster unter das Handgelenk: Ziehen Sie die End- und Mittelgelenke der Finger in die kleine Faust, die Grundgelenke bleiben dabei gestreckt. **(Abb. 6)**

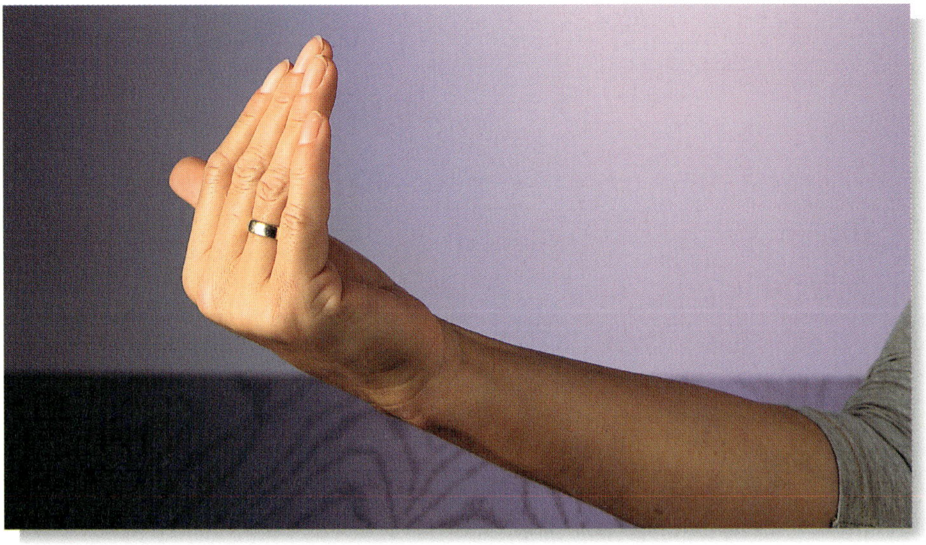

Abbildung 7

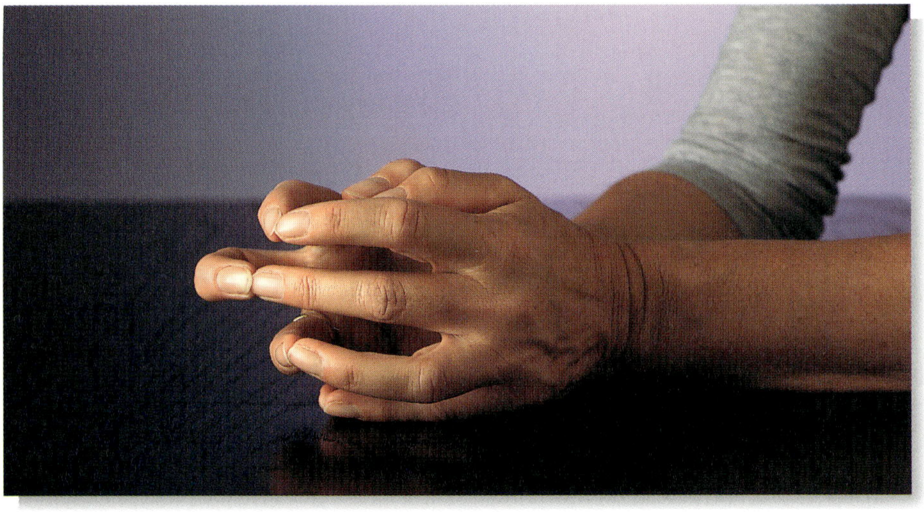

Abbildung 8

■ Beugen Sie nur in den Grundgelenken und lassen Sie die Mittel- und Endgelenke gestreckt. **(Abb. 7)**

■ Tippen Sie mit dem Daumen an das Kleinfingergrundgelenk und spreizen Sie anschließend den Daumen weit ab.

■ Legen Sie beide Unterarme und Hände so auf den Tisch, als wollten beide einen dicken Schaumstoffball umfassen. Die Fingerkuppen berühren einander: Schieben Sie nacheinander ein Fingerpaar vor und zurück, die runde Handstellung bleibt. **(Abb. 8)**

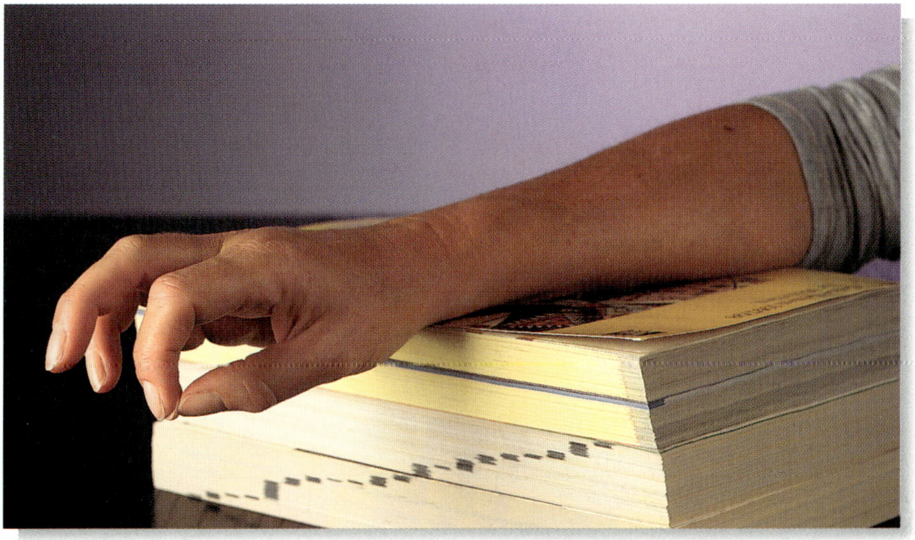

Abbildung 9

- Lassen Sie die Finger über die Tischkante hängen, korrigieren Sie die Handstellung an der Achse Unterarm – Mittelfingerstrahl: Bewegen Sie die Finger gegen die Schwerkraft in Richtung des Daumens.
- Nun hängt die ganze Hand über die Tischkante oder über einen Stapel Bücher: Gegen die Schwerkraft heben Sie die Hand in die Verlängerung der Tischkante, korrigieren die Handgelenksstellung in die Achse Unterarm – Mittelfingerstrahl und die der Finger.
- Legen Sie Unterarm und Handrücken auf den Tisch: Schließen Sie die Hände zur Faust, der Daumen ist außerhalb. Nun strecken Sie alle Finger, beim nächsten Faustschluss ist der Daumen in der Faust.
- Nacheinander tippt der Daumen an jede Fingerkuppe, das Handgelenk bleibt in korrigierter Stellung. **(Abb. 9)**
- Schütteln Sie die Arme und Hände locker: Zum Aufstehen stützen Sie sich mit der Faust auf dem Tisch auf und vermeiden Sie Druck auf die abgewinkelte Hand. Auch die Betstellung mit extrem abgewinkelten Händen sollten Sie vermeiden. **(Abb. 10)**

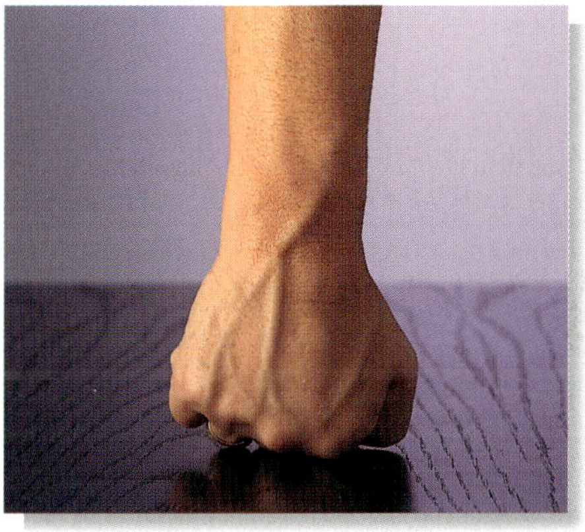

Abbildung 10

Das Drücken von Schaumstoffbällen führt zu Folgeschäden in den Fingergrundgelenken, ebenso das Kneten weicher Massen und ist aus diesem Grunde zu vermeiden.

Körper in Bewegung – ein Zusammenspiel mehrerer Gelenke

Die harmonische gelenkschonende Bewegung resultiert immer aus dem Zusammenspiel einzelner Muskelgruppen miteinander. Fallen einzelne Gelenke infolge von Kapselveränderungen und Muskelverkürzungen aus, können sie mit Hilfe der Aktivität anderer Gelenke zumindest Bewegungsimpulse erhalten. Eine wesentliche Rolle bei den Trainingsprogrammen für Rheumakranke spielt daher der aktive Gelenkschutz. In alltäglichen Situationen bedeutet das: Vermeiden Sie maximale Belastungen – immer! Durch Überlastung entsteht im Gelenk großer Schaden, weil dann die dort vorhandenen Schutzmechanismen ausfallen können und das Gelenk weiter geschädigt wird. Deshalb muss jeder Betroffene selbst lernen zu erkennen, wo seine Bewegungs- und Belastungsgrenzen liegen und wie er Aktivitäten und Pausen zu verteilen hat. Tägliches Üben dient der Vorbeugung, selbst Geschirrspülen im warmen Wasser zählt dazu – und wird als angenehm empfunden. Treten bei solchen Bewegungen aber Schmerzen auf, könnte dies schon ein Zeichen für Überbelastung sein. Aber: Tägliche Arbeitsabläufe ersetzen kein gezieltes Training!

Mehrere Gelenksysteme wirken miteinander, wenn Sie vom Stand in die Rückenlage gleiten. Wählen Sie, wie schon mehrfach erwähnt, einen stabilen Halt (Stuhl, Hocker, niedrigen Schrank), stützen Sie sich dort mit achsengerechter Hand/Unterarmposition ab und gleiten Sie mit dem „schwächeren" Bein in den Kniestand. Mit erneutem Abstützen auf dem Boden oder der Liegefläche rollen Sie über die Seite in die Rückenlage.

- Diese nützen Sie zunächst zum Langmachen der Beine auf deren Rückseite. Ohne Druck, aber zügig strecken Sie mehrmals die Knie. Diese Übung sollten Sie am Tag öfter machen.
- Legen Sie nun die Unterschenkel auf ein Polster, einen Stuhl oder Hocker. Prüfen Sie die Auflage des Rückens auf dem Boden an den Schultern, der Wirbelsäule, den Hüftgelenken.
- Ziehen Sie zunächst das eine Knie, dann das andere Knie brusthoch. Von außen umfassen Sie knienah je einen Unterschenkel und ziehen dann beide gleichzeitig zur Brust. Spüren Sie eine gute Auflage des Rückens und stellen Sie beim Heranziehen und Lösen ein automatisches Mitbewegen der Schultern fest; gleichzeitig dehnen Sie im Bereich der Lendenwirbelsäule.

(Abb. 1 u. 2)

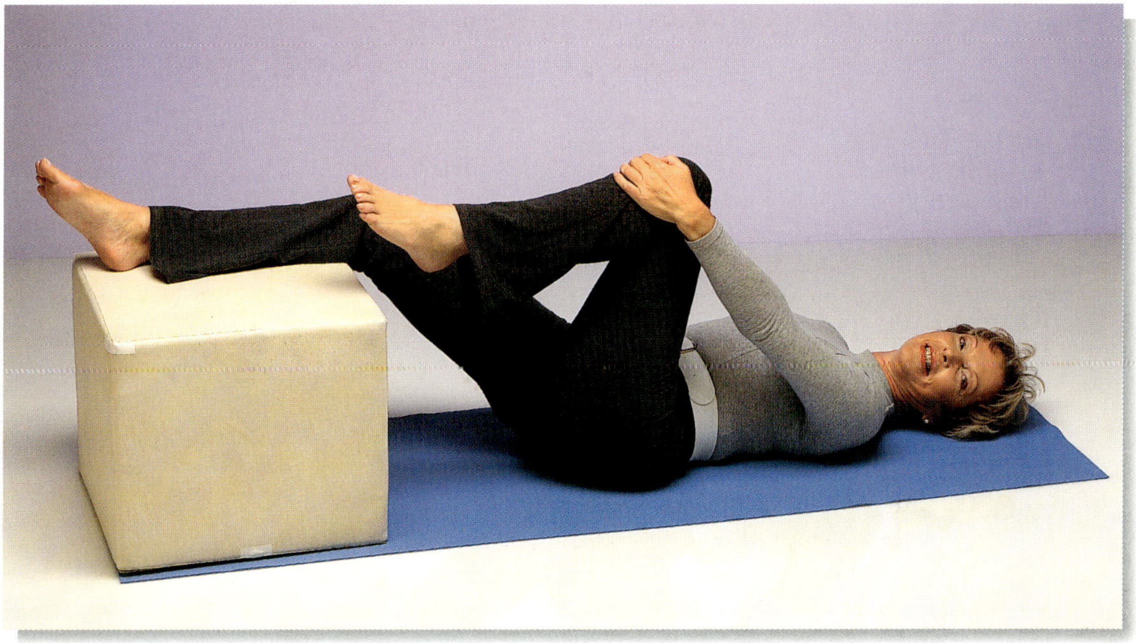

Abbildung 1

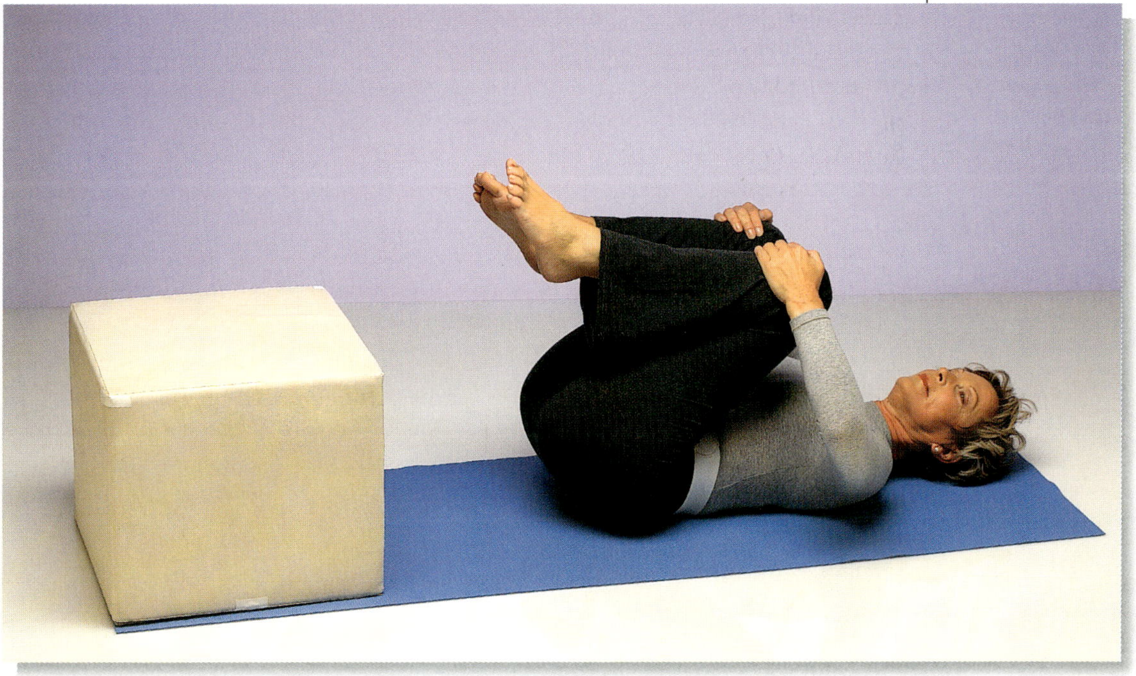

Abbildung 2

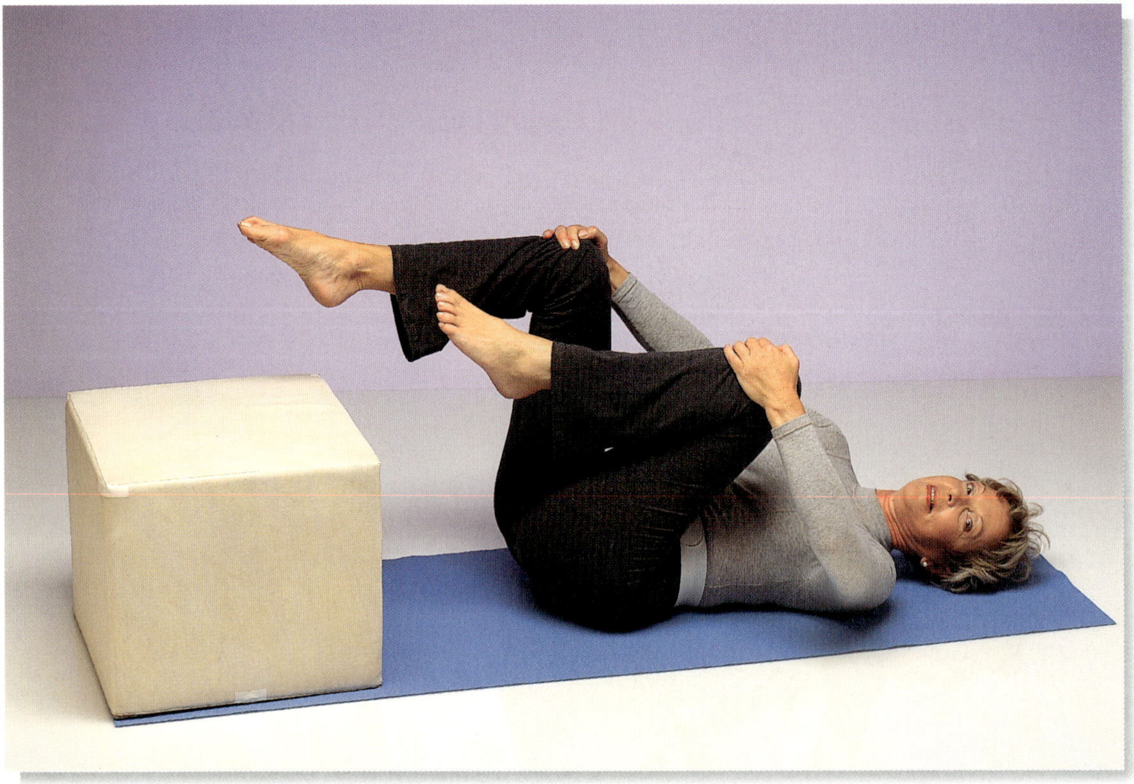

Abbildung 3

- Deutlicher erkennen Sie die Schultermitbewegung, wenn Sie wechselseitig die Knie zur Brust ziehen. **(Abb. 3)**
- Legen Sie beide Unterschenkel auf dem Polster ab. Mit dem Druck der Beine auf die Auflagefläche heben Sie das Gesäß (Muskeln anspannen!) vom Boden ab. In Verbindung mit der Ausatmung können Sie das Anspannen und Entspannen rhythmisieren: Einatmen beim Lockern, Ausatmen beim Anspannen.
- Nach dem Entspannen aktivieren Sie in dieser Position die Bauchmuskeln, indem Sie die Lendenwirbelsäule und das Kreuzbein energisch in den Boden drücken. Auch die Arme nehmen Druckspannung auf. Ziehen Sie jetzt den Bauch wie ein Netz zusammen und halten Sie dies mindestens 10 Sekunden. Sie wiederholen dieses Zusammenziehen mehrmals und atmen dabei normal weiter.
- Falten Sie die Hände, beugen Sie die Arme an und heben Sie sie über den Kopf auf den Boden; dort strecken Sie die Ellbogen. Lösen Sie die Hände und führen Sie die Arme über die Seite zurück in die Anfangsposition. **(Abb. 4, 5 u. 6)**

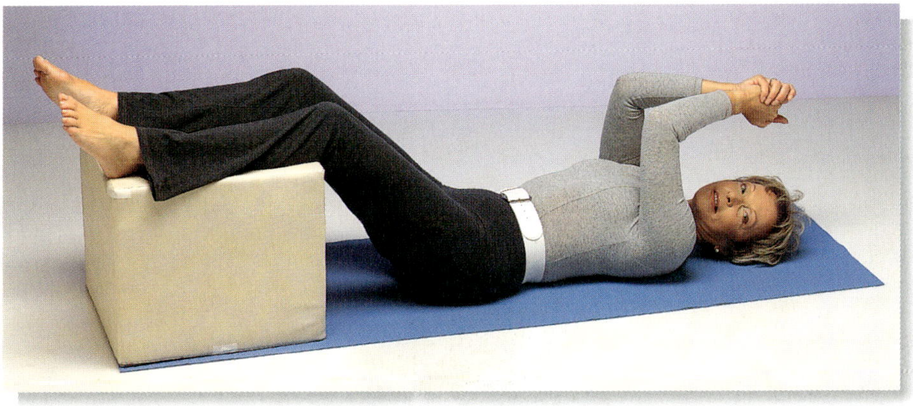

Abbildung 4

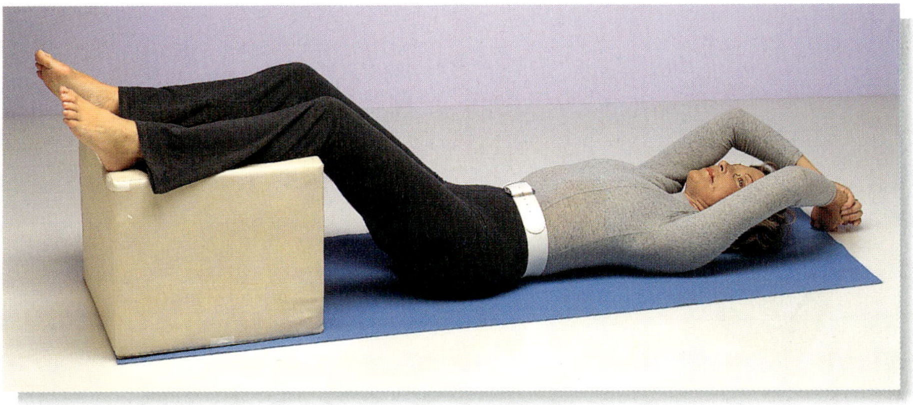

Abbildung 5

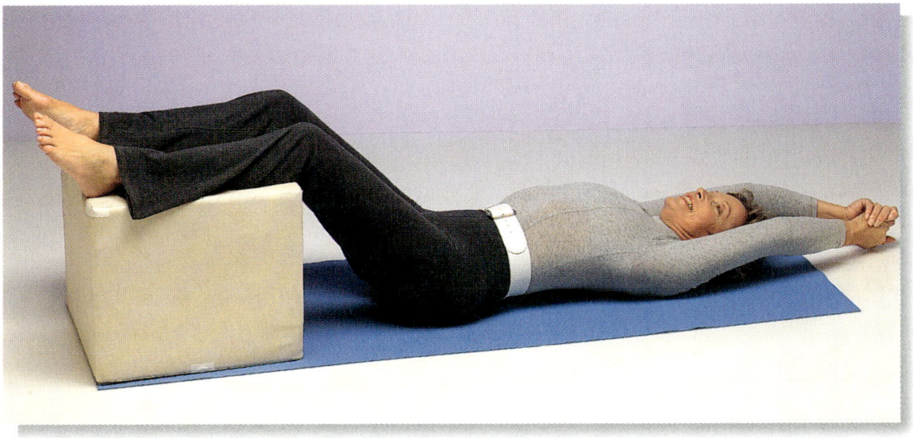

Abbildung 6

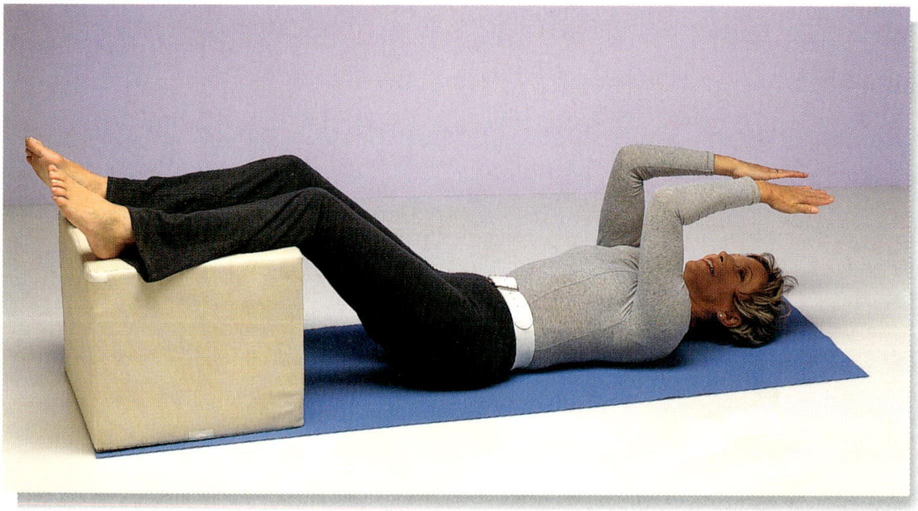

Abbildung 7

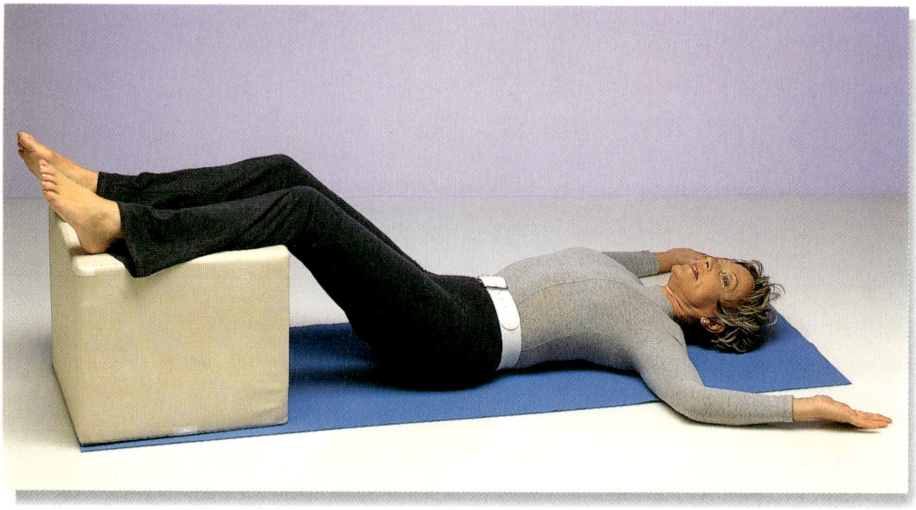

Abbildung 8

■ Versuchen Sie die gleiche Übung mit gestreckten Armen auszuführen: Sie falten die Hände und strecken die Arme den Knien entgegen. Nun heben Sie die Arme an und führen sie gestreckt über den Kopf auf den Boden.

■ Leicht, ohne große Anstrengung, beugen Sie die Ellbogen und drehen die Handfläche zum Gesicht. Beim Ausstrecken drehen Sie den Handrücken dem Boden entgegen. **(Abb. 7)**

■ Schließlich ziehen Sie die Ellbogen in Schulterhöhe zum Boden und legen die Arme ab. Sehr gut ist es, diese Übung mit dem Atemrhythmus zu verbinden. **(Abb. 8)**

Gutes für Knie und Füße – Entlastung, Bewegung

Ein enger Zusammenhang besteht zwischen der Bewegungsfähigkeit und dem Bewegungsausmaß von Hüft-, Knie- und Fußgelenk sowie den Zehengelenken. Verändern sich nur in einem davon Form oder Art der Belastung, hat das Einfluss auf die anderen Gelenke. Sind Sie beispielsweise nicht in der Lage, im Stand die Knie zu strecken, erfolgt daraus eine verstärkte Beugung in den Hüftgelenken mit Fortsetzung in der Wirbelsäule. Später kommt es dann zu einer Veränderung des Gangbildes durch Instabilität; auch Schmerzen und Verformungen der Füße tragen dazu bei.

Deshalb ist schon bei gesunden Füßen auf gutes Schuhwerk zu achten: Das fängt an bei weichen Pantoffeln, die, wenn überhaupt, nur ganz kurz getragen werden sollten. Schuhe sollen das Körpergewicht auf den Boden übertragen und dort verteilen. Durch gute Schnürung oder Klettverschluss wegen der „Rheuma-Hände" liegen sie fest am Fuß an, die Ferse ist von einer festen Kappe gehalten. Der Mittelteil des Schuhes sollte stabil, weder biegsam noch in der Längsachse verformbar sein. Unter dem Vorfuß ist eine dicke, aber weiche Sohle zu empfehlen, damit man nicht jedes Steinchen spürt. Gut ist es, wenn die Zehen im Grundgelenk gestreckt werden können, im Oberleder also genügend Platz nach allen Seiten vorhanden ist. Die günstigste Absatzhöhe liegt zwischen 2,5 und 4,0 Zentimetern, ist allerdings aber immer abhängig von der Fußform und der Fußbeweglichkeit.

Fußhygiene ist wichtig für den Rheumabetroffenen. Schnell entstehen an deformierten Füßen schmerzhafte Druckwunden, besonders an scharfkantigen Knochenrändern. Bei zu engen Schuhen kommt es leicht zu Reizungen und nachfolgenden Infektionen.

Vorbeugende Übungen finden am erfolgreichsten im warmen Wasser, bei Schmerzfreiheit und sorgfältigster Fußhygiene statt, deshalb sollte unserem Programm auch zumindest ein warmes Fußbad vorausgehen.

- Nehmen Sie auf einem erhöhten Stuhl (dickes Polster oder Telefonbuch unterlegen) Platz. Die Oberschenkel sollten deutlich abwärts geneigt sein.
- Fassen Sie mit beiden Händen in die Kniekehle eines Beines und heben Sie den Oberschenkel so an, dass er in Ihren Händen hängt.

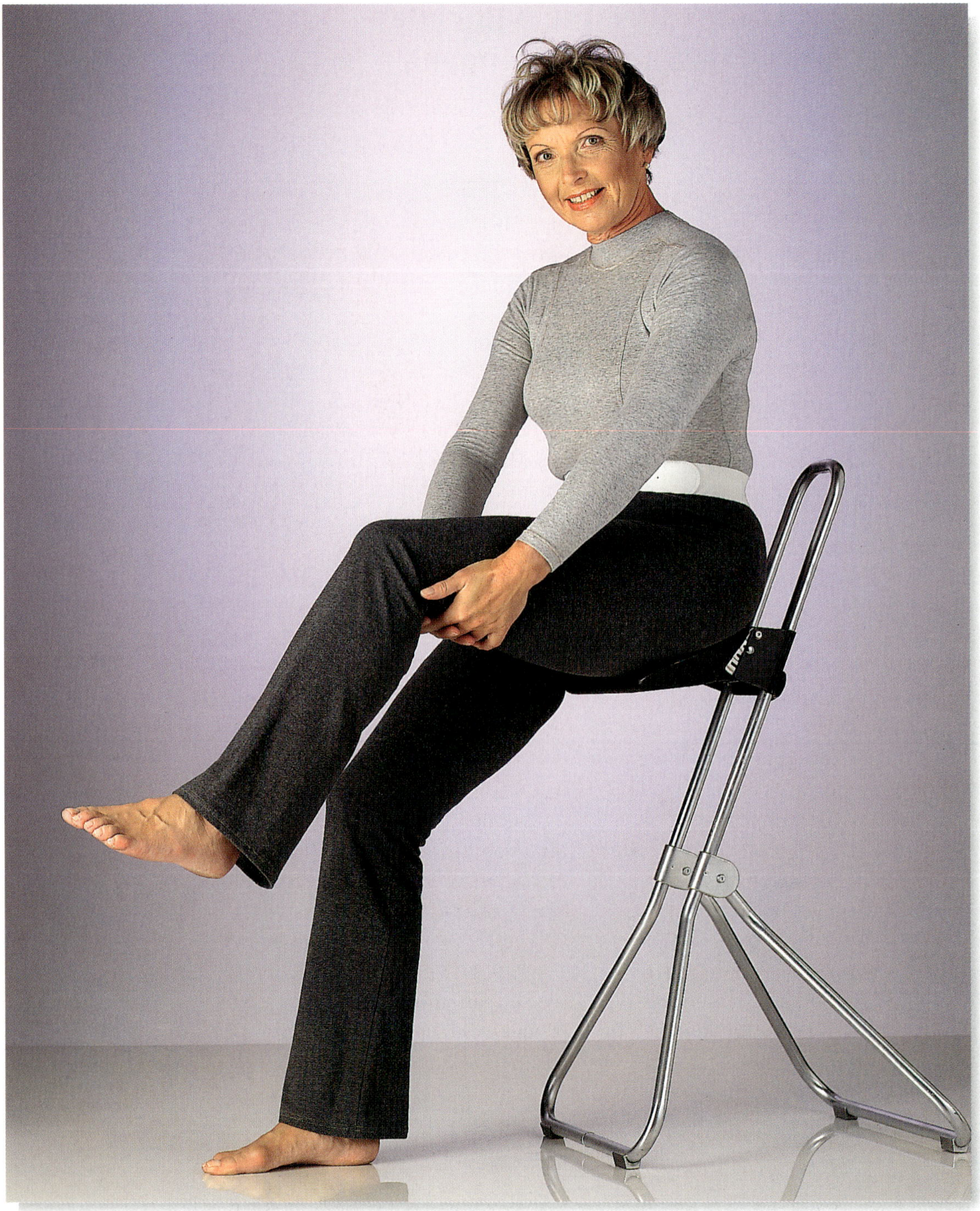

Abbildung 1

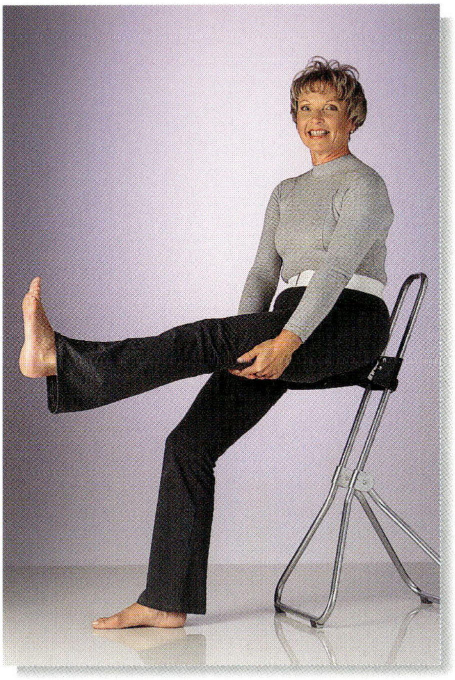

Abbildung 2

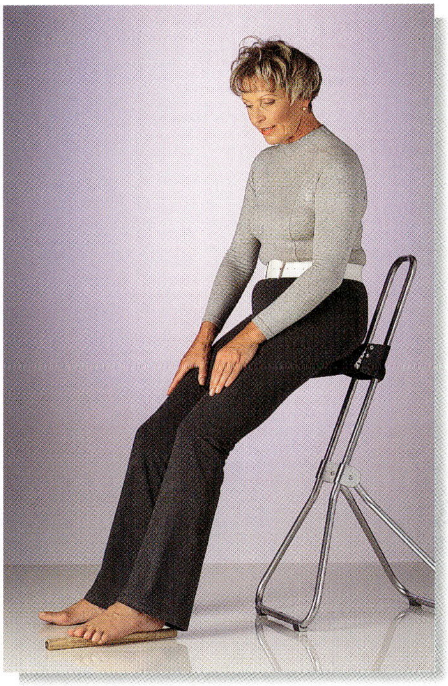

Abbildung 3

- Lassen Sie den hängenden Unterschenkel hin- und herpendeln. **(Abb. 1)**
- Wiederholen Sie so lange, bis Ihnen das Gefühl des hängenden Unterschenkels ganz deutlich ist.
- Vergrößern Sie das Pendeln in Richtung Kniestreckung. **(Abb. 2)**
- Stellen Sie die Füße auf den Boden, parallel und hüftbreit. Versuchen Sie, den Fuß bis zu den Zehenspitzen in die Länge wachsen zu lassen; vermeiden Sie aber das Überstrecken in den Grundgelenken.
- Als Variante dazu legen Sie den Fuß längsgerichtet auf einen Stab oder eine feste Rolle und lassen ihn dort „wachsen". **(Abb. 3)**
- Die Füße stehen parallel auf dem Boden, lang wachsen die Zehen auf dem Boden. Probieren Sie, die Zehen wie einen Fächer auseinander zu ziehen und wieder zu schließen.
- Beim Schließen ziehen Sie die langen Zehen so zurück, dass sich die Fußsohlenmuskeln zusammenziehen und vom Boden lösen. Wichtig ist es, die Streckung in den Zehenmittel- und -endgelenken zu erreichen.
- Heben Sie beide Füße von den Zehen her an, setzen Sie sie auf den Fersen auf und senken Sie sie ab. Beugen Sie die Fußgelenke und beachten Sie die achsengerechte Stellung.
- Heben Sie abwechselnd die Füße an und spüren Sie die Fußhebermuskeln neben dem Schienbein. Wiederholen Sie, bis ein Müdigkeitsgefühl in den Muskeln aufkommt.

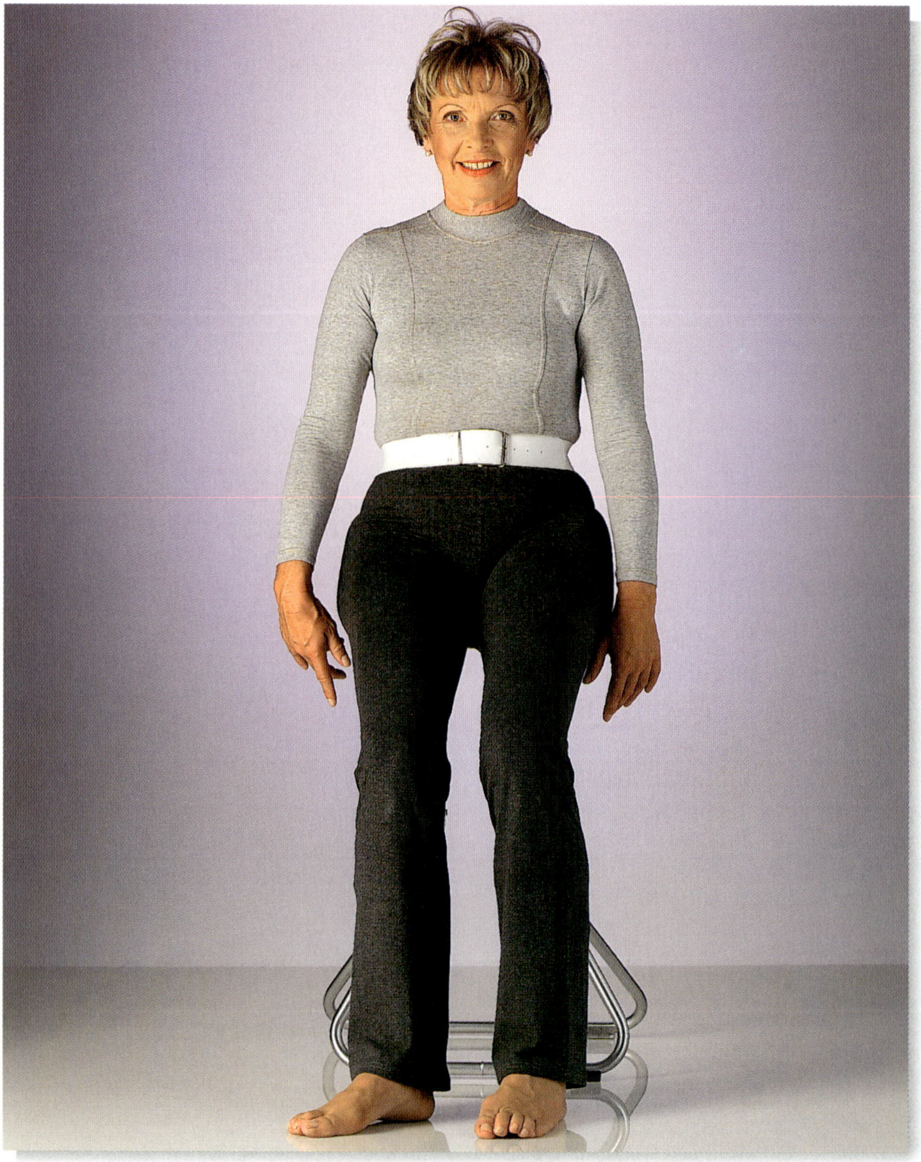

Abbildung 4

■ Heben Sie beide Füße gleichzeitig an und drehen Sie sie auswärts und einwärts. Behalten Sie die Beinachse bei, dabei spüren und sehen Sie die Mitbeteiligung von Knie- und Hüftgelenken. Wenn Sie die Hände in die Leistenbeuge legen, können Sie die Bewegung tasten.

■ Auch mit parallelem Setzen der Füße nach rechts und links erzielen Sie mehr Beweglichkeit in den Gelenken. **(Abb. 4)**

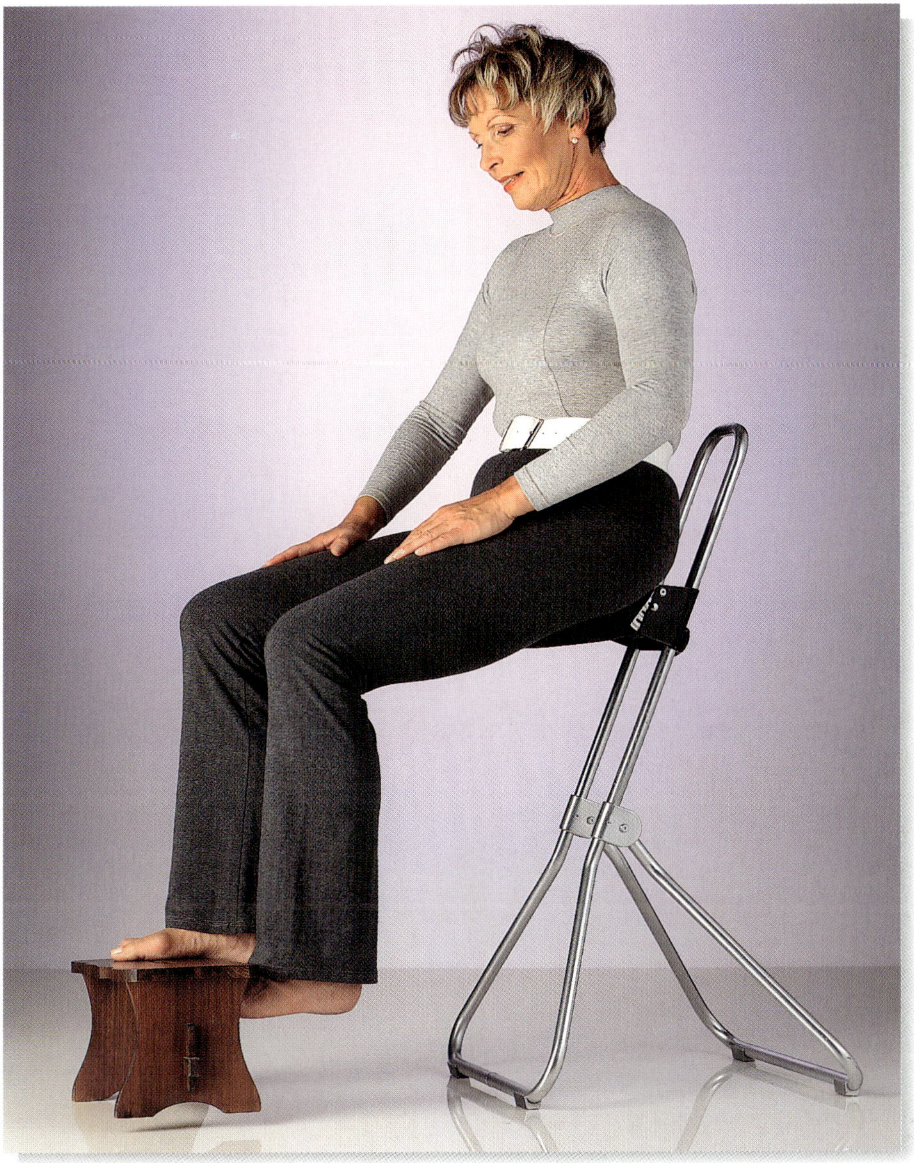

Abbildung 5

■ Stellen Sie einen Fußschemel oder ein flaches Bügelbrett vor den Füßen auf den Boden. Platzieren Sie den einen Fuß auf dem Brett, den anderen mit Fußrückenkontakt unter dem Brett: Gleichzeitig drücken und schieben Sie jetzt, einmal von oben nach unten, einmal von unten nach oben. **(Abb. 5)**

Achten Sie immer darauf, dass Sie sich bei allen Ihren Bewegungen an Ihrer Körperachse orientieren.

Dynamik im Liegen – es geht schon viel besser

Die Wirbelsäule ist das zentrale Achsenorgan unseres Körpers, von ihr gehen Steuerungsimpulse für die Bewegungen aus. Allerdings ist sie in ihrer Beweglichkeit abhängig von Störungsfaktoren wie zum Beispiel Muskelfehlspannungen, ausgelöst durch Schmerzen.

Jeder Rheumabetroffene, vor allem der chronisch Kranke sollte täglich alle Gelenke mindestens einmal „durchbewegen“ und sie leicht belasten. Das Bewegungstempo ist langsam und löst keine Schmerzen aus. Die nötigen Pausen halten Sie ein und die Entspannungsphasen nützen Sie zu ruhigen Atemzügen.

- Rückenstützend, über den Halt an einem Stuhl oder Hocker, gleiten Sie vom Stand in den Einbein-Kniestand, den Seitsitz mit abstützen und dann in die Rückenlage mit angestellten Beinen.
- Erspüren Sie die Auflagefläche unter dem Rücken. Mit der Einatmung „breiten Sie sich aus“, mit der Ausatmung geben Sie nach.
- Legen Sie die Hände auf den Bauch und lassen Sie mit der Einatmung die Taille weit werden. **(Abb. 1)**

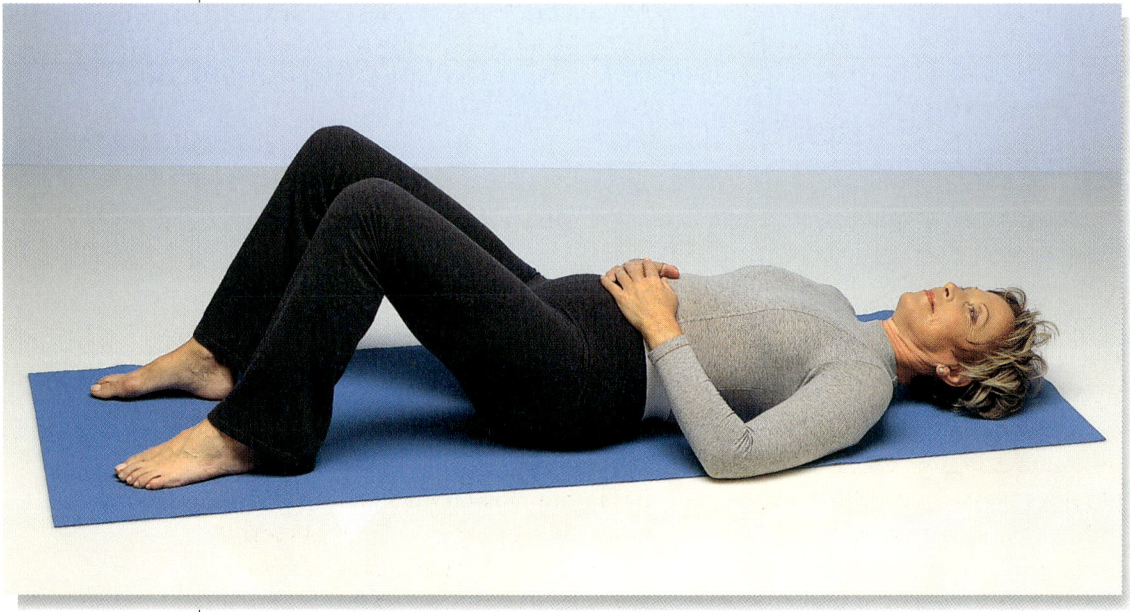

Abbildung 1

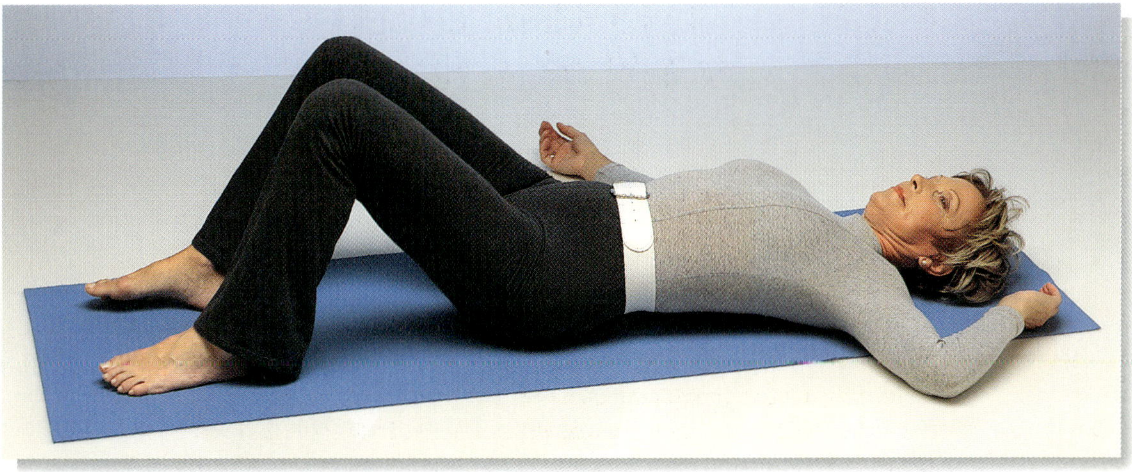

Abbildung 2

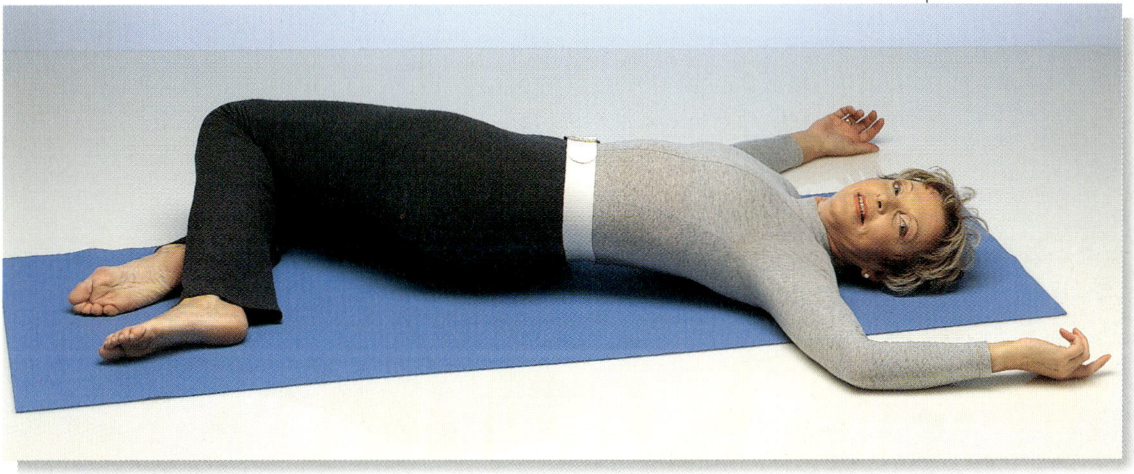

Abbildung 3

■ Richten Sie nun die Aufmerksamkeit auf die Beckenbewegung: Mit der Einatmung schieben Sie das Becken einer Seite in Richtung der Ferse, in der Ausatmung kommen Sie zurück in die Ausgangsposition. Räkeln und dehnen Sie sich ausgiebig bei ruhiger Atmung. **(Abb. 2)**

■ Allmählich verändern Sie den Rhythmus, werden kleiner und schneller, fließende Übergänge von einer zur anderen Seite kommen hinzu. Die anfängliche Steifigkeit verschwindet.

■ Sind die Muskeln warm und dehnbar, lassen Sie die beiden gebeugten Beine zuerst nach der einen Seite, dann nach der anderen zum Boden sinken. Fällt das zunächst schwer, beginnen Sie mit einem Bein und lassen das andere folgen. **(Abb. 3)**

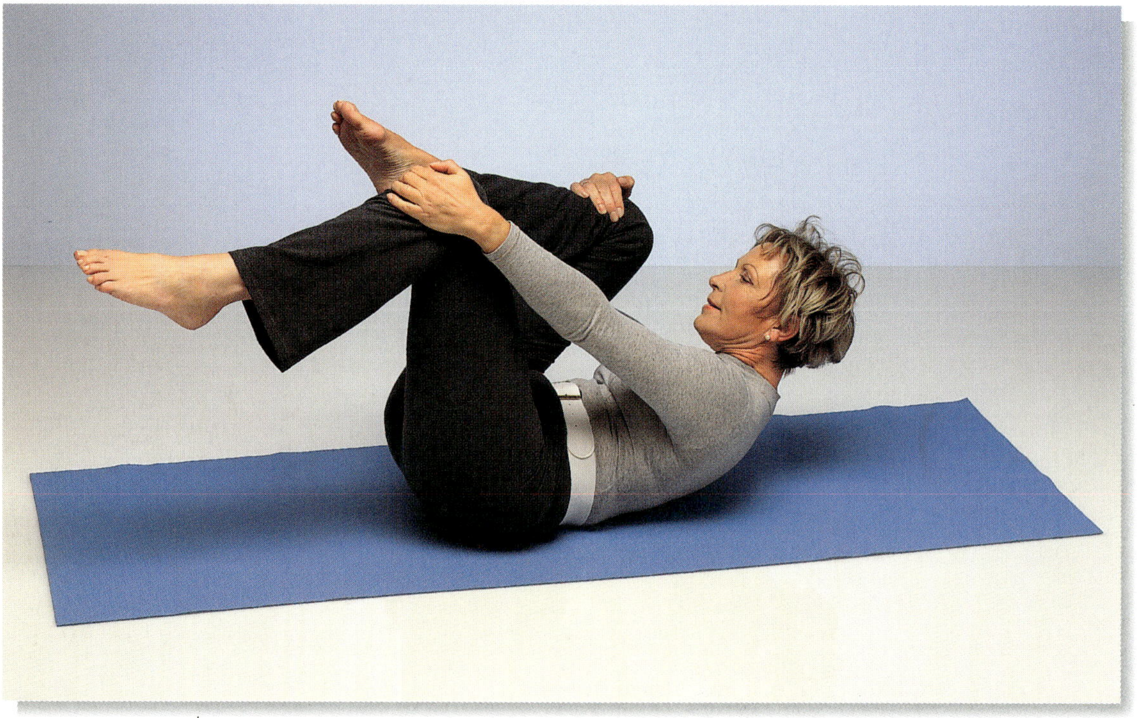

Abbildung 4

■ Kopf, Schultern und Arme bleiben unverändert am Boden liegen, wenn es Ihnen gelingt, die Beine durch ihre Eigenschwere zum Boden fallen zu lassen. Bei allen diesen Bewegungen löst sich das Becken nie ganz vom Boden!

■ Nun ziehen Sie beide Knie zur Brust und umfassen von außen knienah die Unterschenkel, die Arme sind locker eingehängt. Ziehen Sie jetzt wechselseitig ein Knie noch näher zur Brust. Spielen Sie mit dieser Hin- und Herbewegung, die eine Rückenseite von den Schultern bis zum Becken einbezieht. Beugen und strecken Sie die Arme dabei, und unterstützen Sie den Bewegungsfluss, der harmonisch durch den Rumpf zieht. **(Abb. 4)**

■ Üben Sie mit beiden Beinen gleichzeitig. Sie be- und entlasten in rhythmischer Folge die Rückenmuskeln.

■ Aus der vorherigen Position heraus, mit den Händen an den Knien, rollen Sie zuerst auf eine Seite, dann zurück in die Rückenlage und zur anderen Seite. Beginnen Sie mit einem Knie, das andere folgt. Schließlich beherrschen Sie das Rollen so fließend, dass störende Muskelspannungen verschwinden und Sie die Übung genießen. **(Abb. 5 u. 6)**

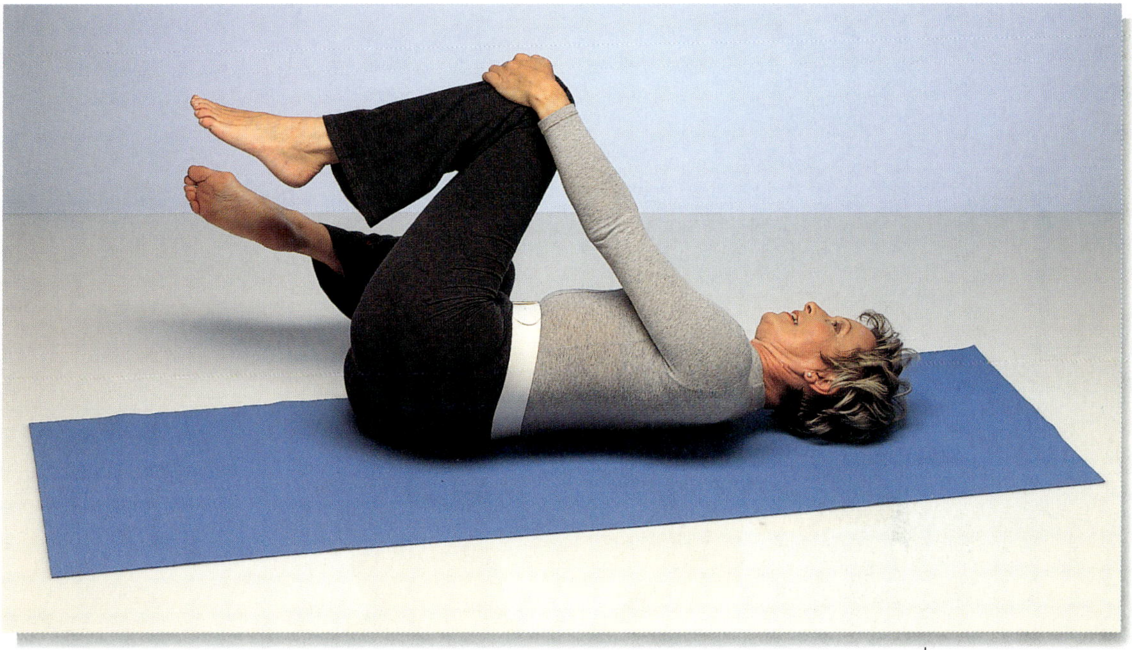

Abbildung 5

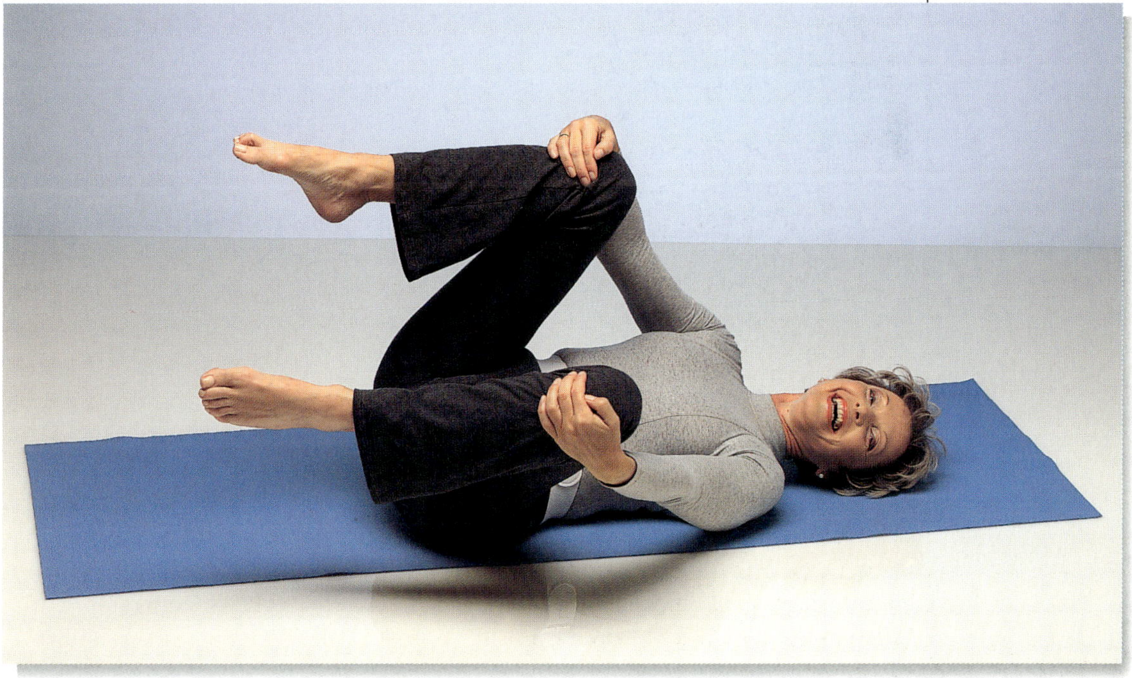

Abbildung 6

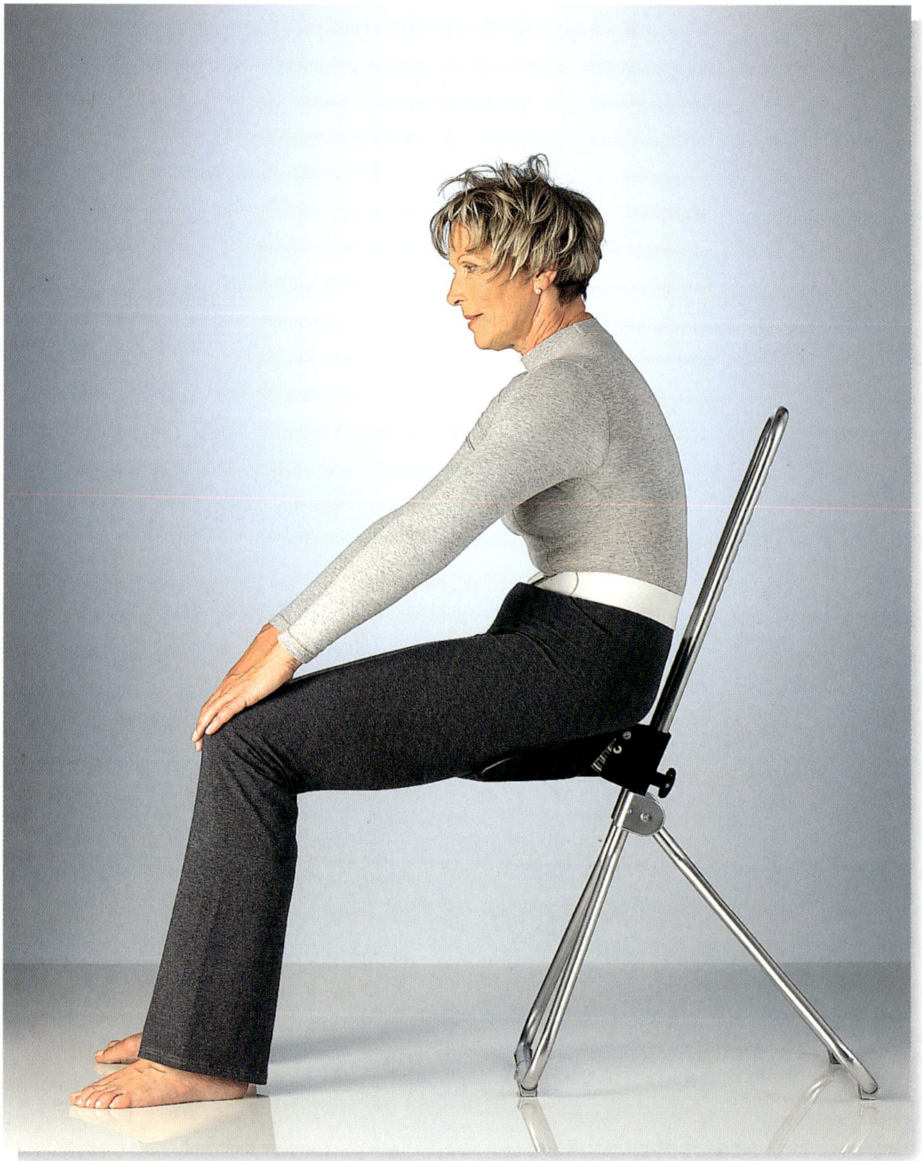

Abbildung 7

■ Erweitern Sie das Rollen zu einem Kreis, indem Sie den Radius um die Schultern und das Becken vergrößern. Mit dem Beugen und Strecken der Arme nacheinander wird Ihnen dies gelingen und gut tun.

Wenn Sie nach der Alltagstätigkeit eine Bewegungspause einlegen wollen, setzen Sie sich entweder auf einen Hocker oder auf einen Stuhl (sodass für die Rückenbewegung genügend Platz bleibt). Nun über-

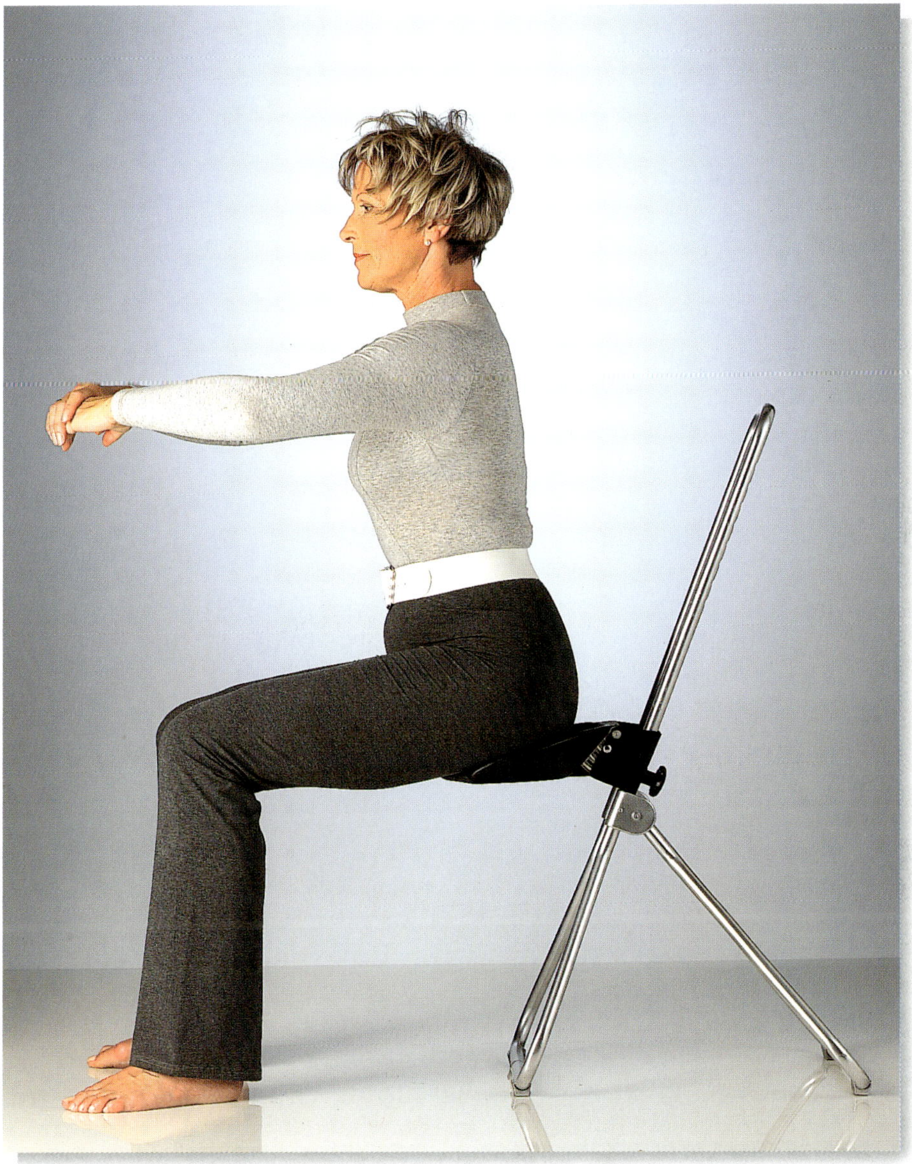

Abbildung 8

tragen Sie das Rundwerden, Seitschieben und Aufrichten im Rumpf in die Sitzposition, langsam oder schneller, ganz Ihrem Temperament entsprechend. **(Abb. 7 u. 8)**

Am Tisch geht manches leichter – Entlastung und Bewegung für die Wirbelsäule und die Schultergelenke

Wussten Sie, dass der menschliche Kopf ungefähr 5 – 6 Kilogramm schwer ist? Und dieses Gewicht ruht auf der Halswirbelsäule, die wir den unterschiedlichsten Belastungen aussetzen, zum Beispiel ständigem Drehen des Kopfes unter problematischen statischen Bedingungen (Vor-, Rück- und Seitneigen, meistens ruckhaft ausgeführt) oder ungünstiger Witterung (die Muskulatur verspannt dort leichter). Auch starker beruflicher oder privater Stress dokumentiert sich gerne negativ in der Nackenmuskulatur, Kopfschmerzen und Bewegungseinschränkungen sind die Folgen. Liegen entzündliche Veränderungen im Bereich der Halswirbelsäule vor, ist vor belastender Bewegung zu warnen, bis der Infekt abgeklungen ist. In dieser Zeit helfen Nackenstützen in Form eines weichen Halskragens, oder im Liegen, ein Polster, das den Zwischenraum von Unterlage und Halswirbelsäule ausfüllt. Vorsicht für diesen empfindlichen Bereich ist beim Autofahren geboten; ein gut eingestelltes Lesepult ist außerordentlich wohltuend.

Zur Vorbeugung von Muskelverkürzungen kommen ausschließlich schonende Bewegungen zur Anwendung, zum Beispiel im warmen Wasser und unter Abnahme der Eigenschwere von Kopf und Schultergürtel. Deshalb finden die folgenden Übungen am Tisch statt, wo der Unterarm gut und vollständig neben dem Rumpf aufgelegt werden kann.

- Der Unterarm ruht auf dem Tisch; ein Handtuch ist untergelegt. In motivierendem Rhythmus bewegen Sie den Rumpf vor und zurück.
- Beteiligt ist dabei der aufgelegte Arm und die Schulter.
- Mal schneller und mal langsamer, mal kleiner und mal größer fällt der Bewegungsumfang aus, bei dem es Ihnen warm wird.
- Bewusst runden Sie den Rücken beim Vorverlagern und richten ihn auf beim Zurückverlagern. Wechseln Sie fließend zwischen dem Runden und dem Strecken. **(Abb. 1 u. 2)**

- Mit beiden Füßen rollen Sie beim Runden zurück auf die Fersen, beim Langwerden nach vorne auf die Ballen und Zehenspitzen.
- Konzentrieren Sie das Vor- und Rückschieben ohne Unterbrechung und in fließender Bewegung auf eine Körperseite.
- Anschließend trainieren Sie die andere Körperhälfte.

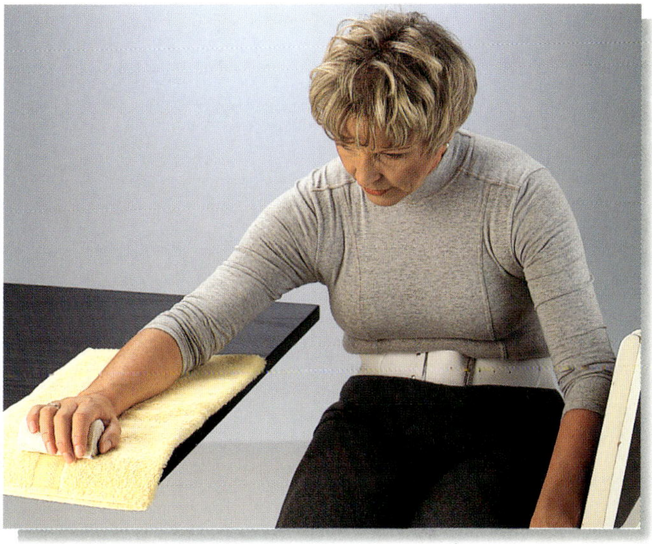

Abbildung 1

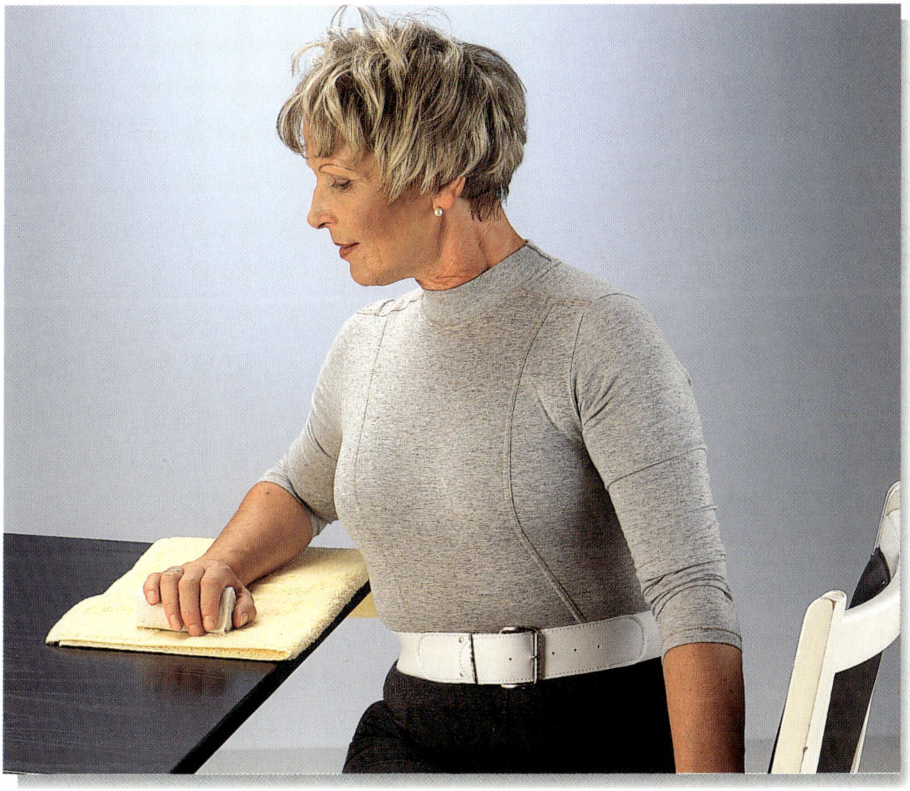

Abbildung 2

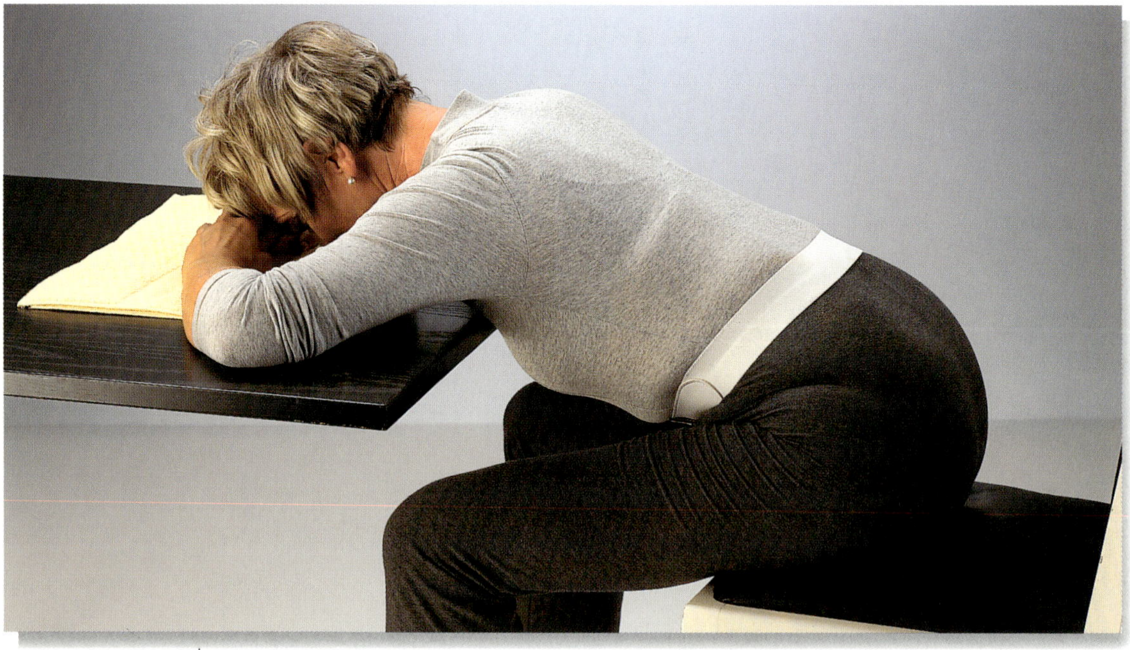

Abbildung 3

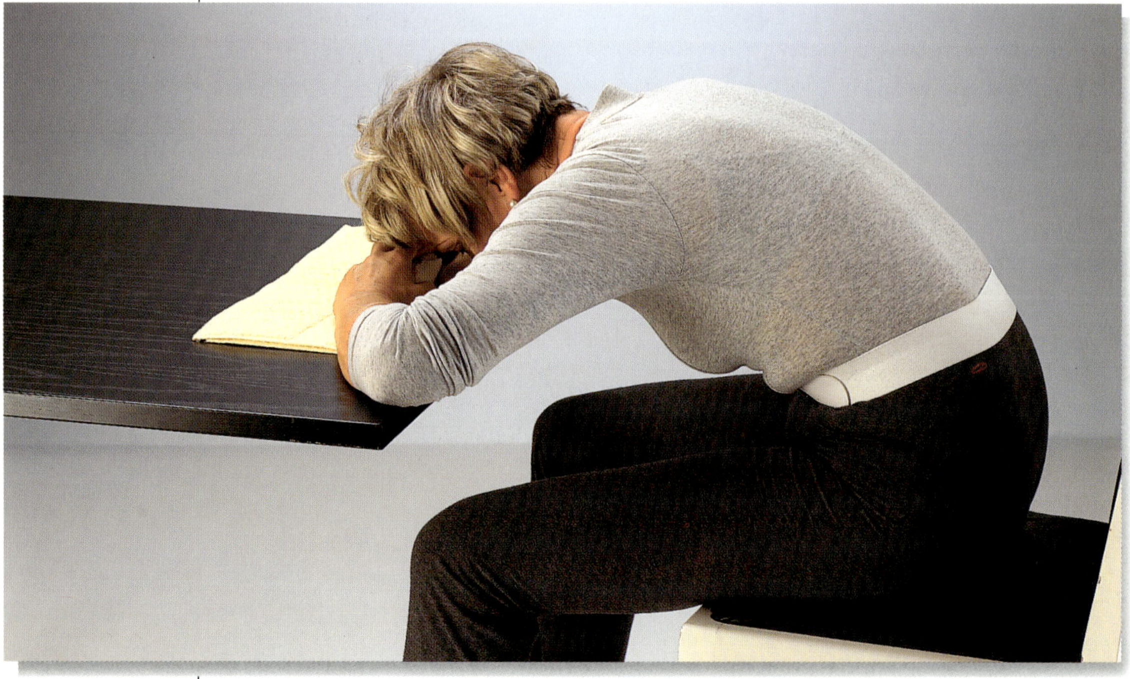

Abbildung 4

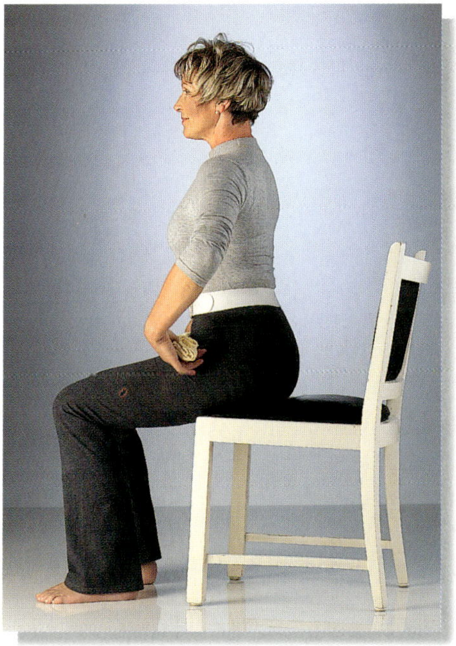

Abbildung 5

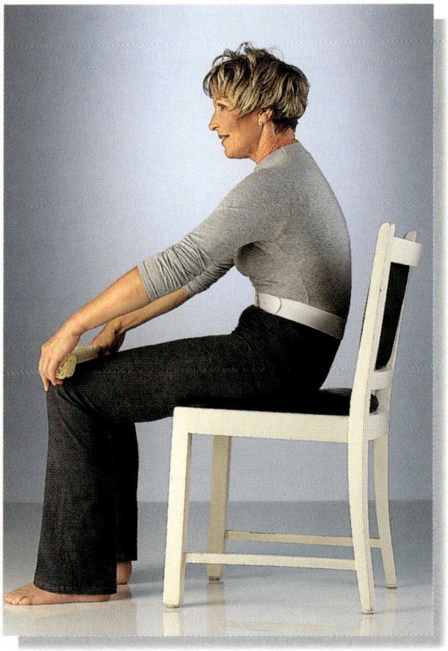

Abbildung 6

- Wenden Sie sich nun dem Tisch zu und legen Sie die Unterarme hintereinander auf Tuch und Tischplatte auf: Schieben Sie die Arme, auf die Sie die Stirn aufgelegt haben, so weit, bis Sie ein Dehngefühl im Rücken spüren. **(Abb. 3)**
- Ziehen Sie, in gleicher Position, die Arme nahe zum Rumpf, dann runden Sie den Rücken. **(Abb. 4)**
- In dem nun folgenden Langwerden lassen Sie den Rücken in der Endposition fast aushängen.
- Anschließend ziehen Sie sich zusammen, wie eine Katze, und dehnen im Bereich der Lendenwirbelsäule und dem Kreuzbein.
- Rücken Sie vom Tisch weg und fassen Sie mit körperbreit gehaltenen Armen die Handtuchrolle über den Knien: Ziehen Sie diese Rolle zu den Hüftgelenken und schieben Sie sie dann zurück zu den Knien. **(Abb. 5 u. 6)**
- Beim Ziehen zur Hüfte richten Sie den Rücken auf, beim Wegschieben runden Sie im unteren Rückenbereich. Wichtig ist dabei immer der Bewegungsfluss in Schmerzfreiheit!
- Verändern Sie die vorherige Übung, wenn Sie beim Aufrichten die Ellbogen beugen und beim Runden strecken. Halten Sie zum Schutz des Ellbogengelenkes die Arme nah am Rumpf und vergessen Sie die Pausen nicht.

Weniger ist mehr – Gelenkschonung für die Schultern

Alltagsbewegungen derart zu gestalten, dass die gelenkfördernden Anregungen einfließen, erfordert zunächst aufmerksames Überlegen, dann konsequentes Ändern. Denken Sie immer daran: Gut aufgewärmt und vorbewegt geht manches leichter. Und: Es ist nicht klug, Hilfen abzulehnen. Wo immer sich Ihnen Erleichterungen bieten, nehmen Sie diese an.
Es ist eher ein Zeichen menschlicher Schwäche, jedem beweisen zu wollen, wie stark und leistungsfähig man ist. Als Rheumabetroffene wissen Sie, dass Überlastungen den Gelenken mehr Schaden zufügen als sie ihnen nützen. Übungen für die Schultern führt man ohne Belastung im Liegen, im Stand, im Sitz auf dem Stuhl oder auf dem Hocker aus. Hier sorgt leichtes körpernahes Armpendeln (ein kleines Gewicht kann die Dehnung verstärken) für ein schonendes Bewegen im Schultergelenk. Zusätzlich übernimmt der Rumpf bestimmte Bewegungen und entlastet durch intensiveren Einsatz damit die Schultern, zum Beispiel beim Bügeln.

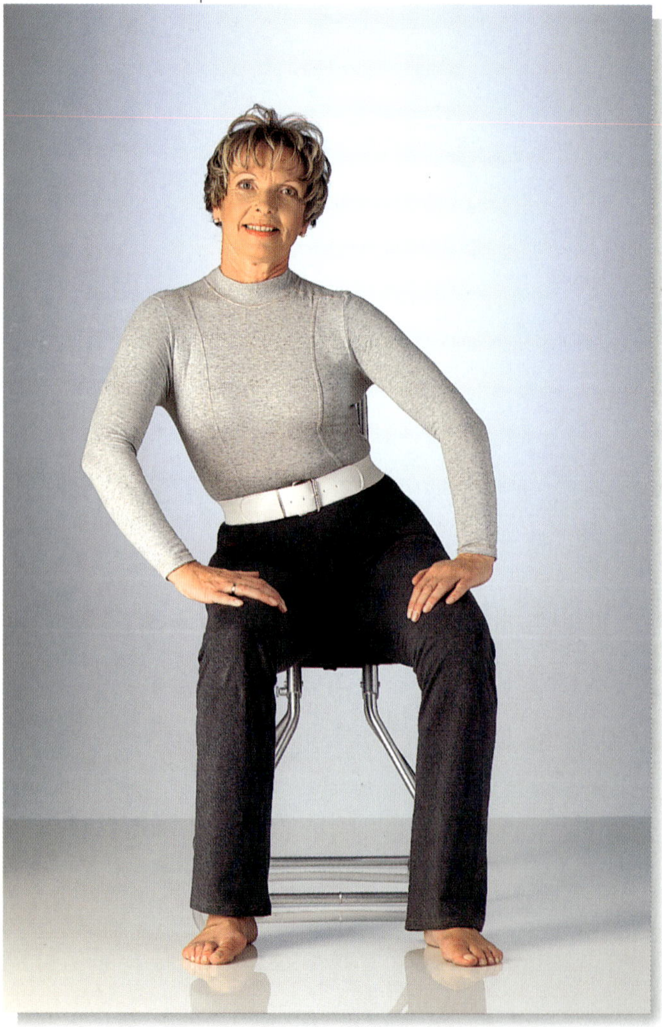

Abbildung 1

- Im Sitz auf einem Stuhl oder Hocker, mit parallel und hüftbreit aufgestellten Beinen und gleichmäßig belasteten Füßen, legen Sie die Hände auf die Oberschenkel und richten sich im Rumpf gut auf.
- Wie eine Schublade schieben Sie den Brustkorb seitlich nach rechts und links. Ohne Unterbrechung und im kleinen Bewegungsmaß verschiebt sich der Brustkorb. **(Abb. 1)**

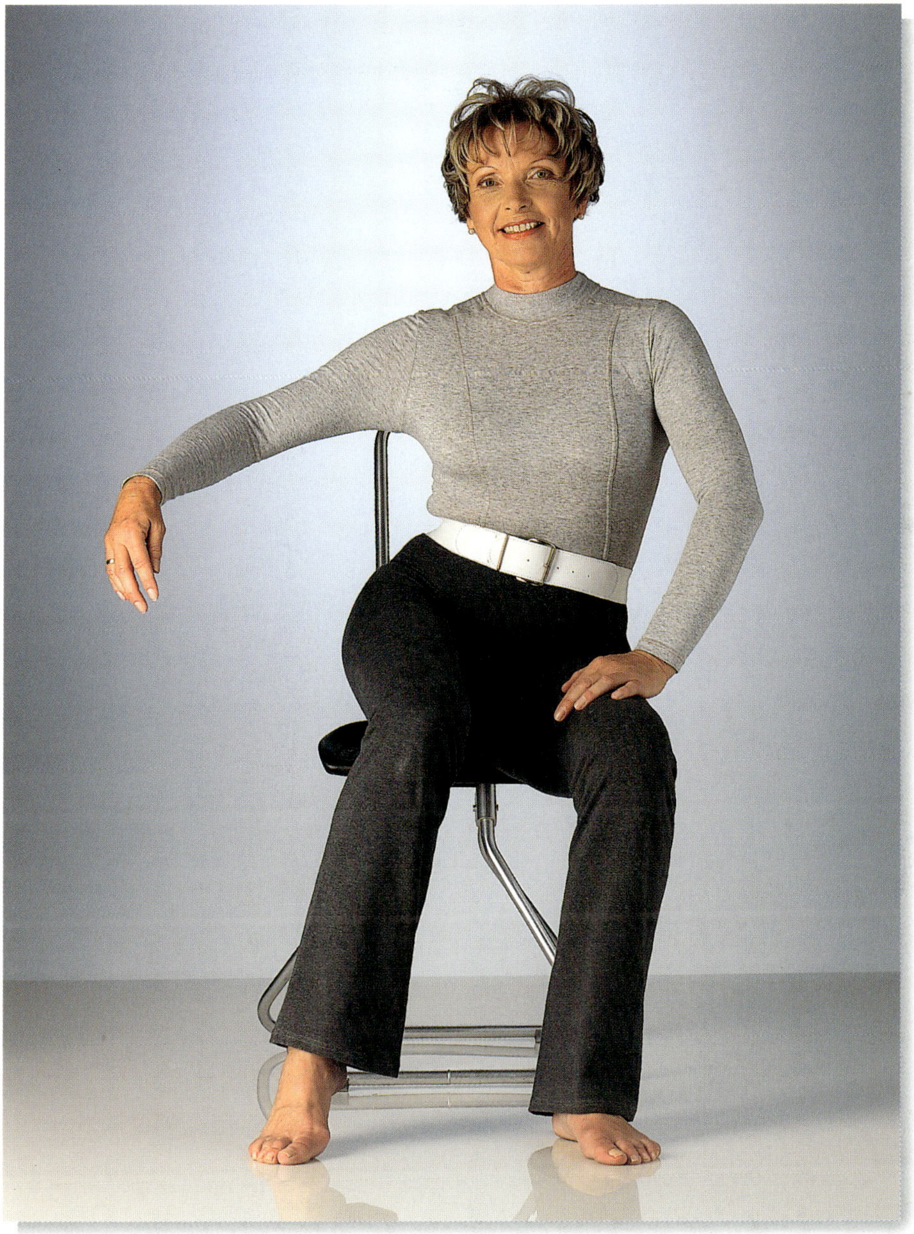

Abbildung 2

■ Mit dem Seitschieben heben Sie die Hüfte der Gegenseite etwas von der Sitzfläche ab. Das Weiterwerden gelingt spürbarer. **(Abb. 2)**

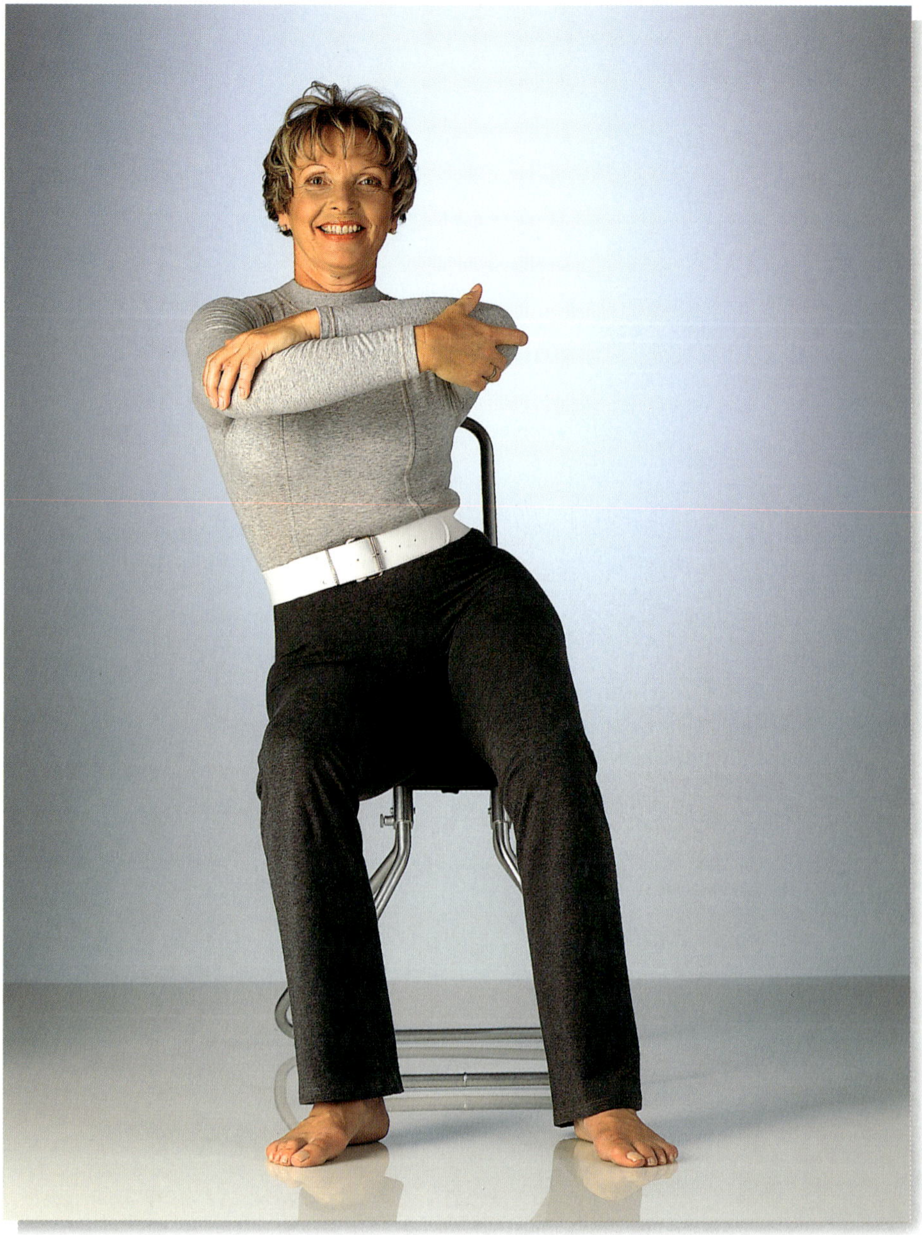

Abbildung 3

■ Mehr Konzentration auf die Bewegungsrichtung ist nötig, wenn Sie die brusthoch gehaltenen Ellbogen umfassen und das Rumpfseitschieben vergrößern. Diese deutliche Schwerpunktverlagerung stellt auch Ansprüche an Ihr Gleichgewichtsempfinden. **(Abb. 3)**

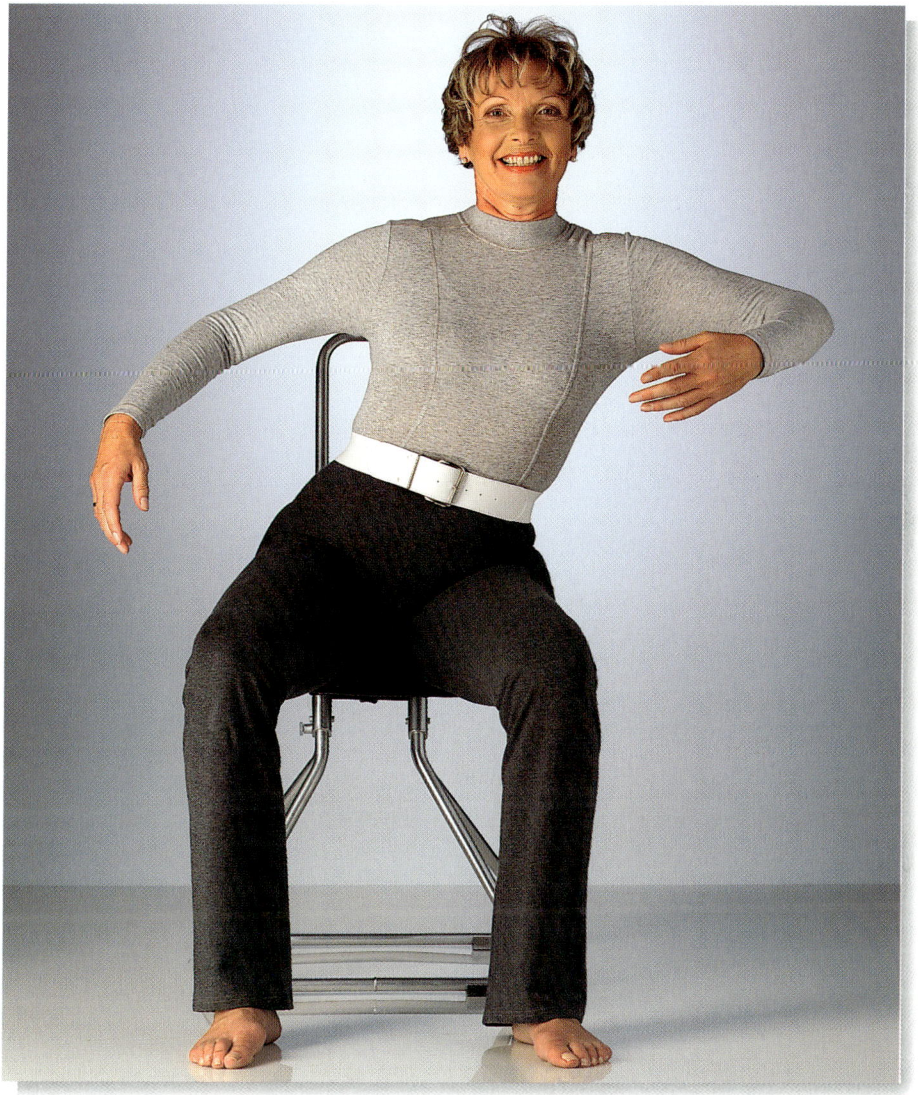

Abbildung 4

- Und das brauchen Sie auch jetzt, wenn Sie die gegenseitige Hüfte anheben, zu der die Ellbogen ziehen.
- Weiter wird das Seitschieben, wenn Sie die Unterarme voneinander lösen und der jeweilige gebeugte Arm den Rumpf in die Bewegungsrichtung zieht. **(Abb. 4)**
- Stärker spüren Sie die Flankendehnung, wenn die Hüfte der Gegenseite gleichzeitig in den Sitz gepresst wird. Mit gelöstem Atmen und fließenden Übergängen verbessern Sie die Geschmeidigkeit des Rumpfes zur Entlastung der Schultergelenke noch weiter.

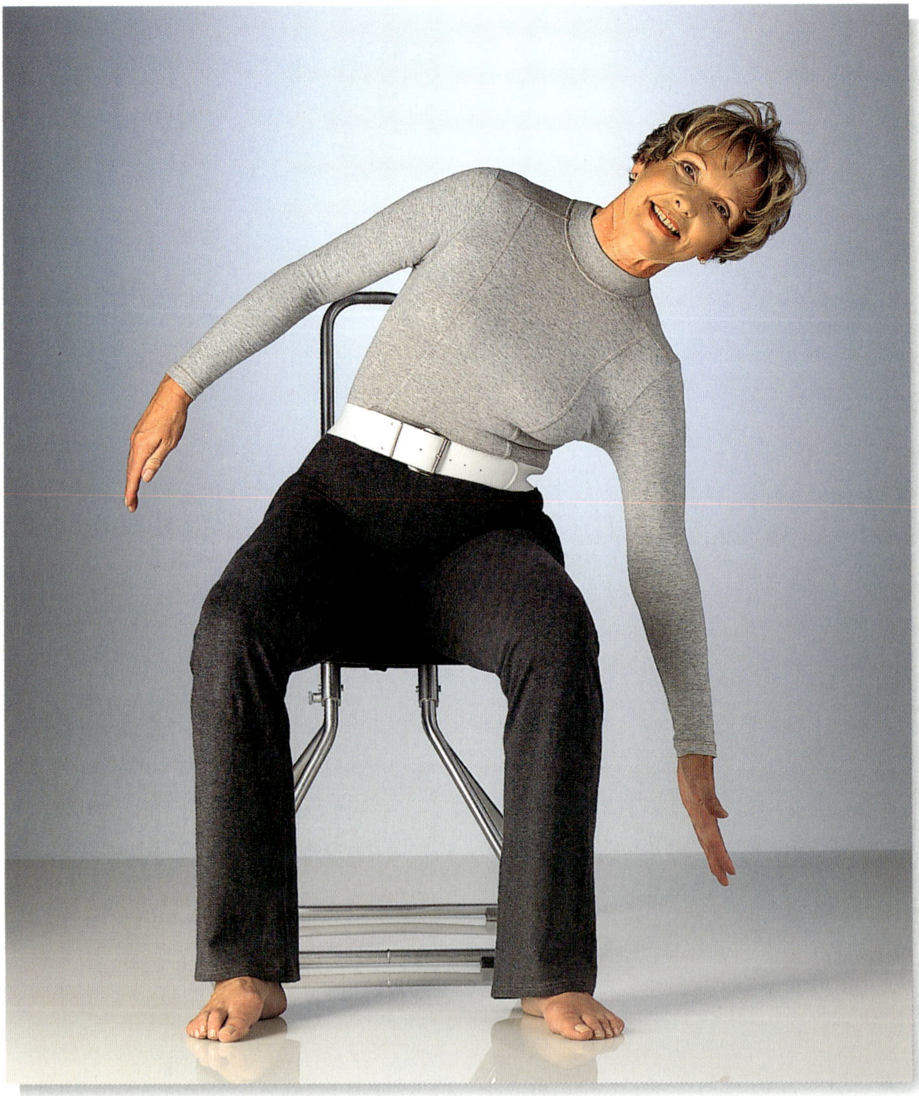

Abbildung 5

■ Die langen Arme hängen entlastet neben dem Rumpf. Mit zunehmender Seitneigung des Rumpfes strebt die Hand dem Boden entgegen; Sie bemerken die Schwere des Armes. Spreizen Sie ihn leicht ab, halten Sie ihn in der Endposition und richten Sie den Rumpf in die Senkrechte auf. Die Belastung im Schultergelenk ist niedrig, und gleichzeitig findet eine deutliche Flankendehnung auf der Gegenseite statt. **(Abb. 5)**

- Nach der Seitneigung finden Sie immer wieder die korrekte Aufrichtung (in der Senkrechten mit achsengerechter Beinstellung).
- Nach mehreren Wiederholungen probieren Sie einen fließenden Übergang zur anderen Seite.

Es empfiehlt sich, diese Übungen anfangs immer vor dem Spiegel auszuführen, damit sich keine Haltungsfehler einschleichen.

- Mit zunehmender Bewegungssicherheit wechseln Sie ständig von einer Seite auf die andere.
- Kommen Sie in den festen Stand und wiederholen Sie alle vorher gelernten Übungen. Beachten Sie, dass die Hüftstellung stabil bleibt und keine Mitbewegungen stattfinden. **(Abb. 6)**

Im **Alltag** wenden Sie das Erlernte beim Bügeln an: Richten Sie das Bügelbrett auf die richtige Höhe ein. Stehen Sie gleichmäßig belastet auf den Füßen und ziehen Sie das Bügeleisen unter Beteiligung des Rumpfes zur Seite und zurück. Eine schonende Alternative zum Stand ist der Hochsitz, der das Sitzen unter Vermeidung zu starker Hüftbeugung ermöglicht. Ein wenig Zeit zum Umdenken und Umlernen werden Sie einplanen müssen zugunsten der spürbaren Entlastung und Schonung des Schultergelenkes.

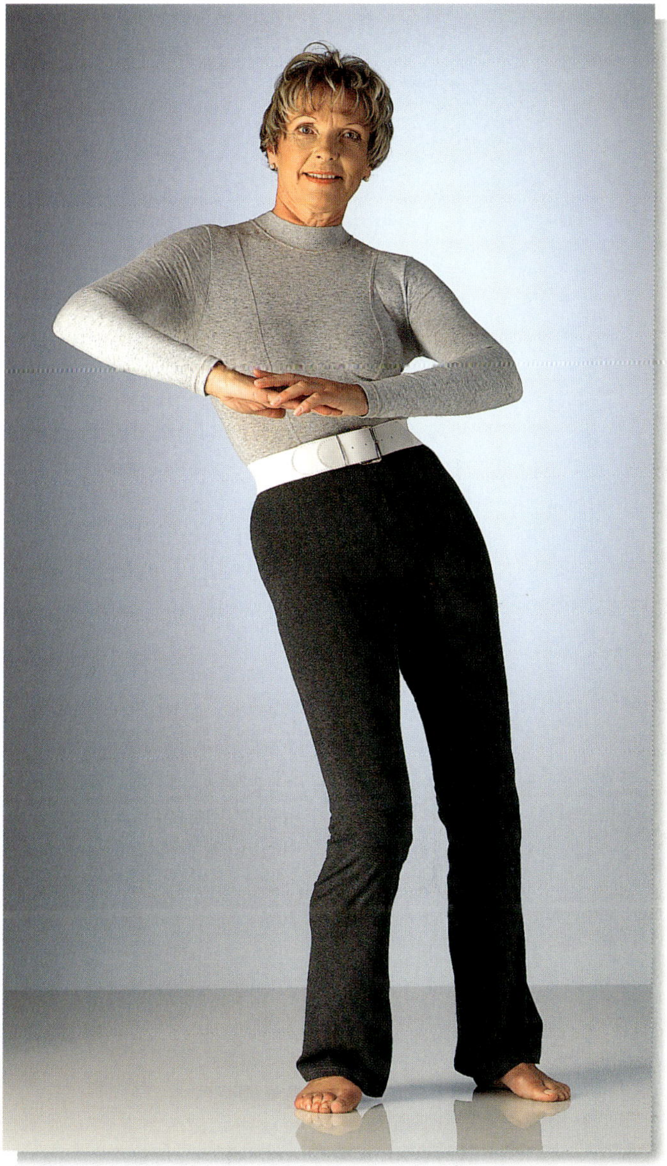

Abbildung 6

Energie schöpfen in der Stufenlagerung

Auf zwei relativ kleinen Unterstützungsflächen halten sich die Menschen ein ganzes Leben lang aufrecht. Wieviel Energie und Muskelkraft dazu gehört, wird uns besonders dann klar, wenn Störungen dieses Achsensystems aus dem Gleichgewicht gebracht haben. Den Körper wahrnehmen, rechtzeitig und nicht erst dann, wenn er bereits deformiert ist, ist Ziel der Prävention. Sie will eingreifen, bevor die Gelenkschädigung unwiederbringlich ist oder sie zumindest hinauszögern.
Jeder Mensch kann lernen seine Bewegungsfähigkeiten zu kontrollieren und gelenkschützend zu trainieren. Deshalb ist es besonders wichtig, unklare Beschwerden möglichst rasch untersuchen zu lassen. Nur so kann ein Behandlungs- und Verhaltensplan ausgearbeitet werden, der Deformierungen vorbeugt und dem Gelenkschutz dient.
Ist die Krankheit schon fortgeschritten, dient das Bewegungstraining der Behandlung der Deformitäten und dem Erlernen anderer Bewegungswege, um das erhoffte Ziel zu erreichen. Es ist also nie zu spät, aktiv einzugreifen!

Müdigkeit ist häufig ein Grund, wenn Bewegungen außer Kontrolle geraten. Das Üben in Rückenlage hilft durch die relativ günstige Gelenkstellung frische Energie zu schöpfen.

- Wie schon mehrmals vorgestellt erreichen Sie den Boden, wenn Sie über den Stütz auf einen Stuhl, den Einbein-Kniestand, und den Seitsitz in die Rückenlage gleiten.
- Unten angekommen strecken Sie energisch beide Knie und dehnen in den Hüftgelenken.
- Legen Sie beide Unterschenkel auf einen Schaumgummiblock oder Hocker, der Rücken liegt auf dem Boden vollständig auf.
- Abwechselnd drücken Sie einen, dann den anderen Unterschenkel in die Unterlage.
- Mit jedem Abdrücken hebt sich die Hüfte der gleichen Seite.

(Abb. 1)

- So wechseln Sie fließend von einer Seite zur anderen.
- Hinzu kommt eine Rumpfseitneigung: Druck des linken Unterschenkels, Anheben der linken Hüfte und Annähern der linken Schulter.
- Wechseln Sie ständig die Seiten, aber immer mit guter Rückenauflage.

(Abb. 2)

- Nehmen Sie den Kopf in die Bewegungsrichtung mit und winden Sie sich wie eine Schlange am Boden.
- Legen Sie, zur Verbesserung der Streckfähigkeit in den Hüft- und Kniegelenken, beide Beine auf den Boden. Strecken Sie sich kräftig. In jeder Streckphase winkeln Sie die Füße an und dehnen die Beine durch das Schieben von den Fersen her.

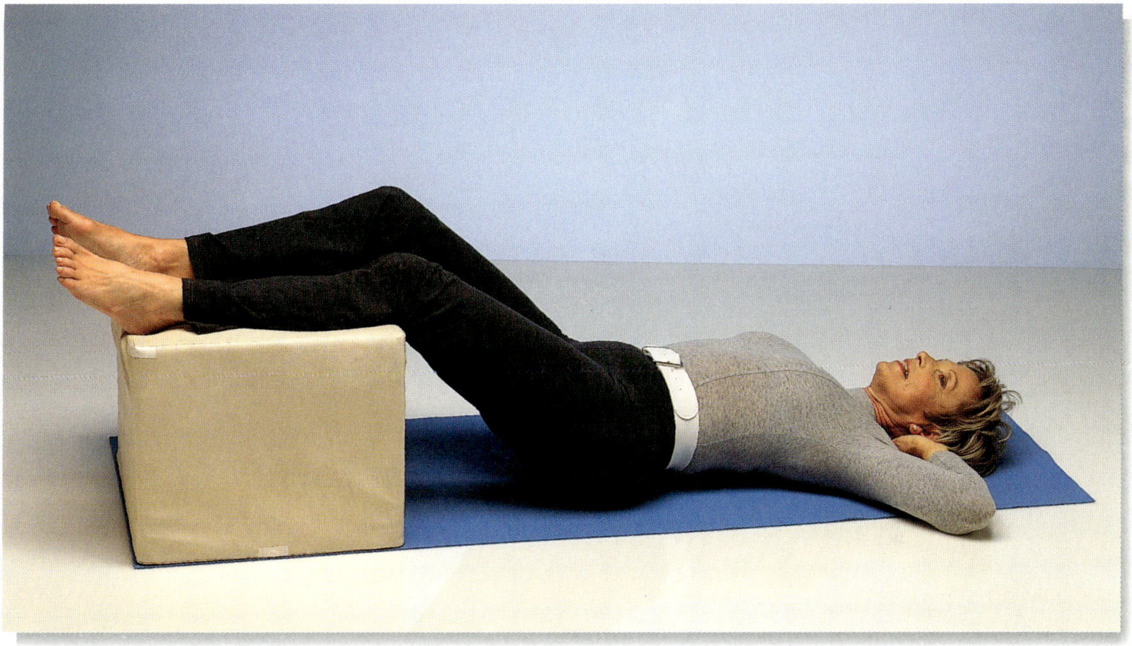

Abbildung 1

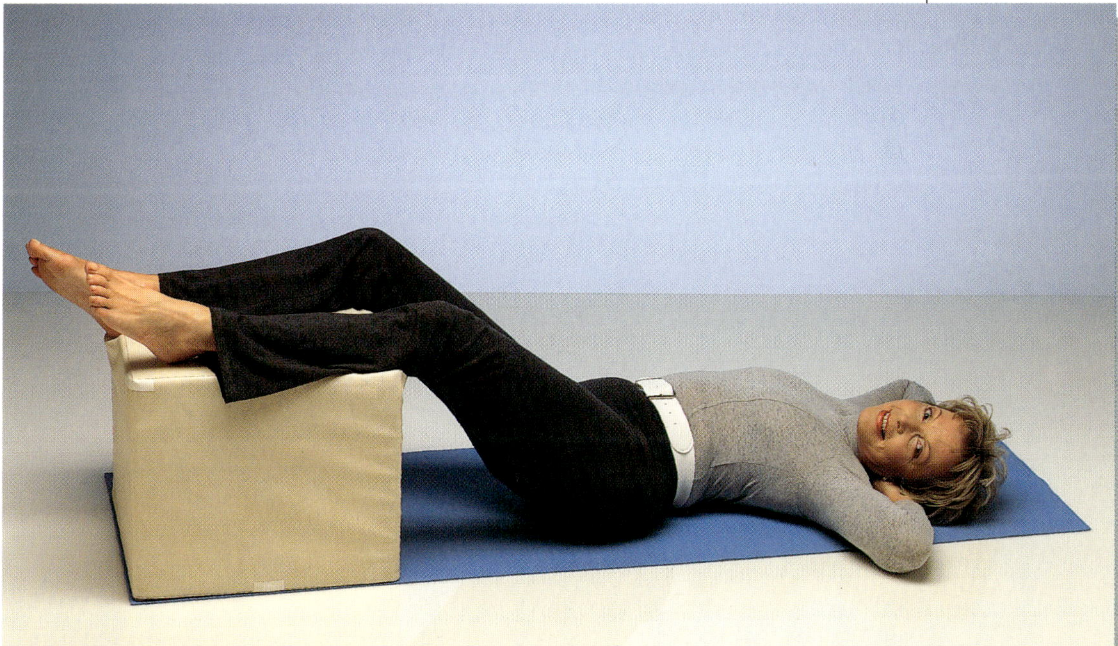

Abbildung 2

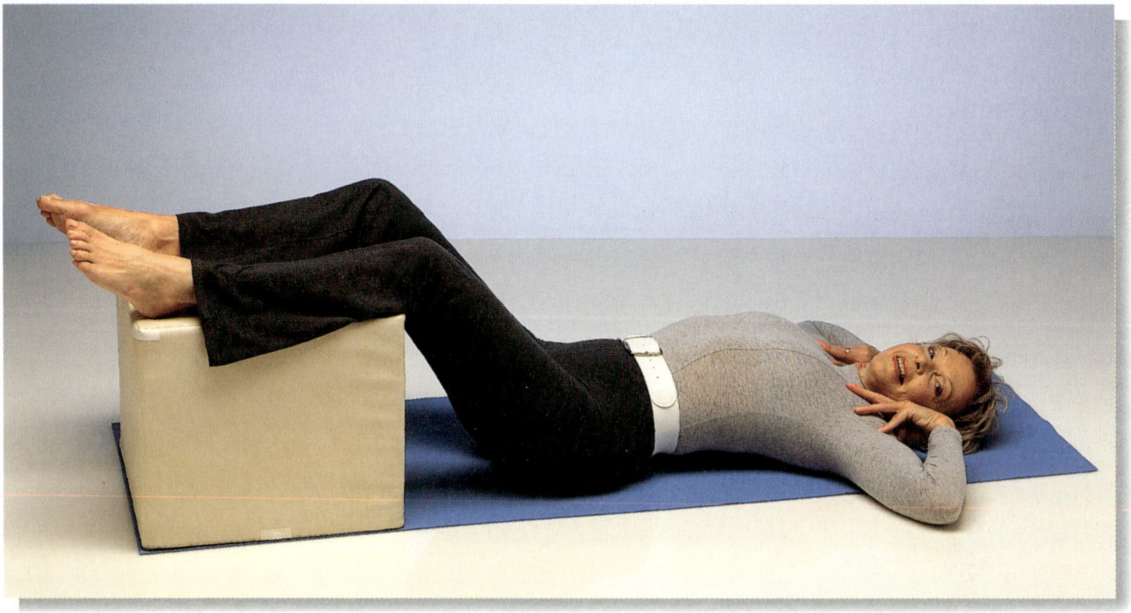

Abbildung 3

■ Versuchen Sie, alle Übungen aus der Stufenlagerung in der jetzigen Stellung auszuführen.

■ Nehmen Sie die Stufenlagerung wieder ein und fassen Sie die Schultern mit den Händen. Dabei liegen die gebeugten Arme fest am Boden. Schieben Sie beide noch stärker in den Boden und merken Sie, wie sich gleichzeitig das Brustbein der Decke entgegenhebt, wie es sich aufrichtet. **(Abb. 3)**

■ In der Gegenrichtung nähert sich der Rücken dem Boden.

■ Im rechten Winkel zur Schulter winkeln Sie die parallel gehaltenen Arme ab. Wieder stellen Sie fest, dass sich der Rücken fest in den Boden drückt, die Schultern sich aber von ihm entfernt haben. **(Abb. 4)**

■ Öffnen Sie jetzt die rechtwinklig gebogenen Arme und legen Sie sie seitwärts auf dem Boden ab. In dieser U-Stellung befinden sich die Ellbogen in Schulterhöhe. **(Abb. 5)**

■ Spüren Sie, wie sich das Brustbein aufrichtet und der Rücken sich vom Boden entfernt.

■ Wiederholen Sie dieses Öffnen und Schließen immer wieder. Achten Sie auf die wachsende Leichtigkeit der Bewegung und die Wärme in der angesprochenen Muskulatur.

Im **Alltag** ist die Bewegungsrichtung (bezogen auf den Körper) in der Regel diagonal: Ziehen Sie deshalb den rechten abgewinkelten Arm in Richtung Decke und drücken Sie gleichzeitig den linken Unterschenkel in das Polster. Nach einigen Versuchen rechts und links verbinden Sie beide Richtungen zu einer harmonischen Bewegung. **(Abb. 6)**

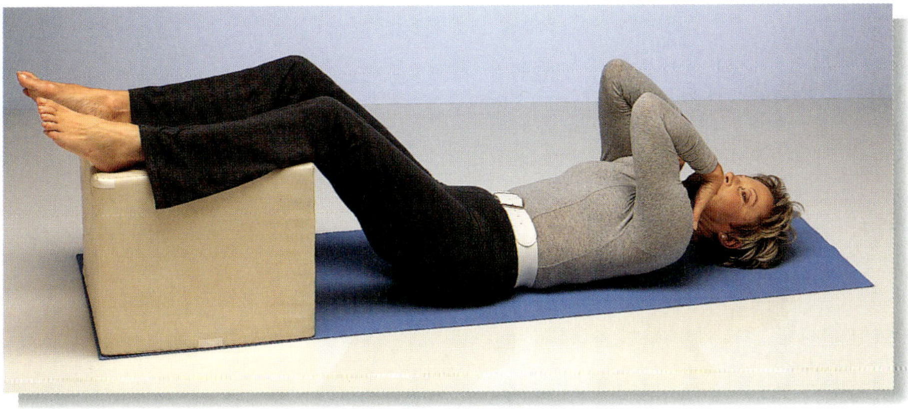

Abbildung 4

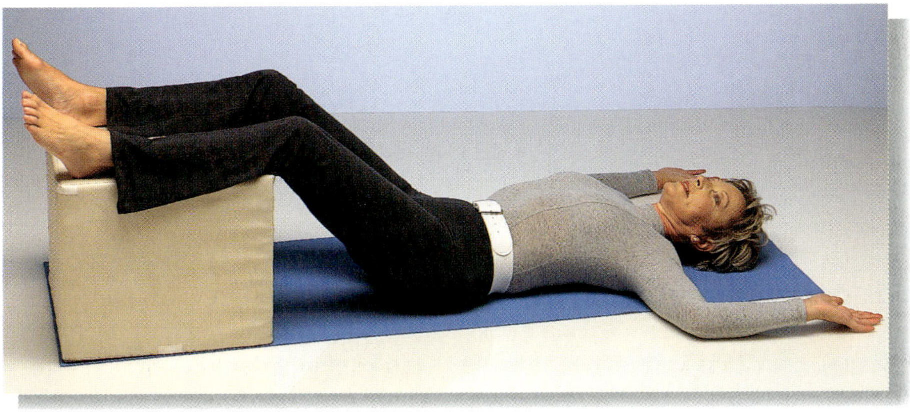

Abbildung 5

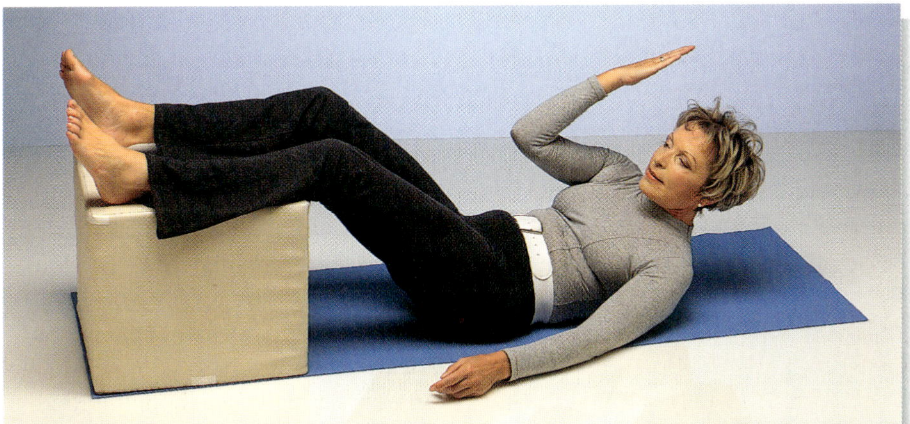

Abbildung 6

Bewegung überall – mit und ohne Handgerät

Gelenkschmerzen verführen uns gerne zur Passivität, zur Schonung. Diese Schonhaltungen, aus dem aktuellen Zustand der Gelenkkapsel gegeben, entsprechen jedoch nicht immer einer für die Bewegung günstigen Position. Hartspann in der umgebenden Muskulatur oder auch Entzündungen führen schließlich zu Verkürzungen im Gewebe, die eventuell notwendige Alltagsbewegungen, zum Beispiel das Kämmen der Haare, erschweren oder unmöglich machen.
Jede Änderung der Muskelspannung führt irgendwann im Körper zu einer Störung des Muskelgleichgewichts und wirkt sich auf die Haltung aus. Deshalb ist zwar im akuten Schmerzstadium eines Gelenkes eine schonende Maßnahme angebracht, alle anderen Gelenke aber sollten im normalen Ausmaß benützt werden. Indirekt wirken deren Aktivität und die guten Durchblutungsverhältnisse auch auf das „Schmerzgelenk" positiv ein, zumindest was das Verzögern der drohenden Versteifung anbelangt.
Bewegung immer und überall ist möglich! Bedenken Sie, dass Sie nicht länger als 8 Stunden am Stück liegen und maximal 4 Stunden pro Tag sitzen sollen. Da haben Sie viel Zeit für die Bewegung!

- Stehen Sie immer wieder auf, aber stehen Sie nicht 'rum.
- Strecken Sie die Knie- und Hüftgelenke.
- Richten Sie die Wirbelsäule auf.

Dies ist für Menschen, die einer Bürotätigkeit nachgehen, besonders wichtig.

Kopf-, Nacken- und Schulterschmerz, Taubheitsgefühl in den Fingern und Armen, Brustschmerz wie Stechen in der Herzgegend, Ischiasbeschwerden und Wadenkrämpfen kann jeder durch eine Verbesserung seiner Arbeitshaltung begegnen. Optimal sieht sie so aus:
Kopf aufrecht, Kinn zurückgezogen, gelockerte Schultern nach hinten gezogen, Brustbein aufgerichtet, Becken nach vorn gekippt, Oberschenkel gespreizt und Füße leicht nach außen gestellt.

- Stellen Sie die Füße hüftbreit parallel oder wechseln Sie in die Schrittstellung.
- Rollen Sie über die Fußsohlen von der Ferse zur Spitze und anschließend zurück, dabei beugen Sie leicht die Knie.
- Beziehen Sie Hüftgelenke und die Lendenwirbelsäule in die Bewegung mit ein und kommen Sie zum Schwingen. **(Abb. 1)**
- Schließlich schwingen auch Brust-, Halswirbelsäule und der Kopf harmonisch mit.

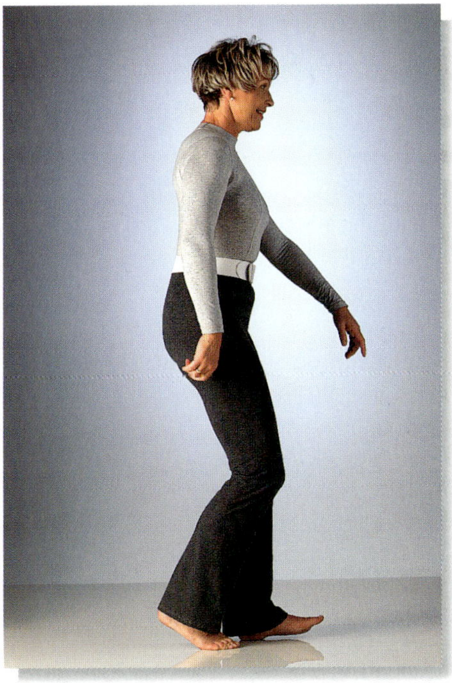

Abbildung 1

■ Im Sitzen fassen Sie einen Regenschirm, eine dicke Papierrolle, einen Stab – für rheumatische Hände verdickt – mit beiden Händen und legen Sie ihn quer auf die Oberschenkel. Ziehen Sie ihn zur Hüfte und runden Sie dabei den Rücken, mit dem Wegschieben richten Sie ihn auf. **(Abb. 2)**

■ Lassen Sie die Mitbewegung der ganzen Wirbelsäule zu, unwillkürlich sind auch die Schultergelenke beteiligt.

■ Ziehen Sie den Schirm einmal zur rechten, dann zur linken Hüfte.

■ Schieben Sie dann entsprechend die linke und die rechte Schulter vor und zurück.

■ Wie bei einer „Paddelbewegung" runden, richten Sie sich auf und drehen Sie Ihren Rumpf. **(Abb. 3)**

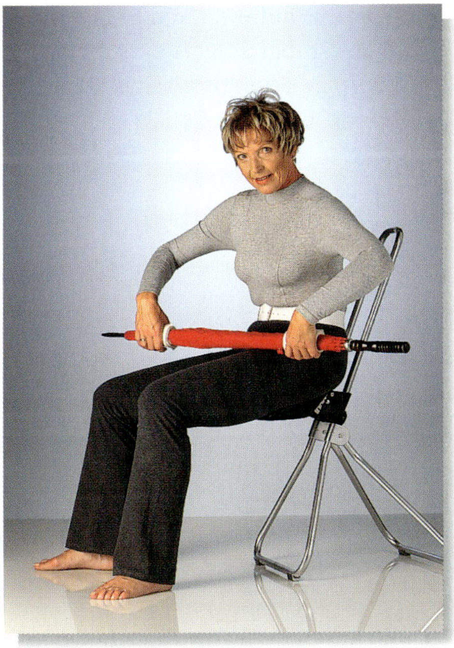

Abbildung 2

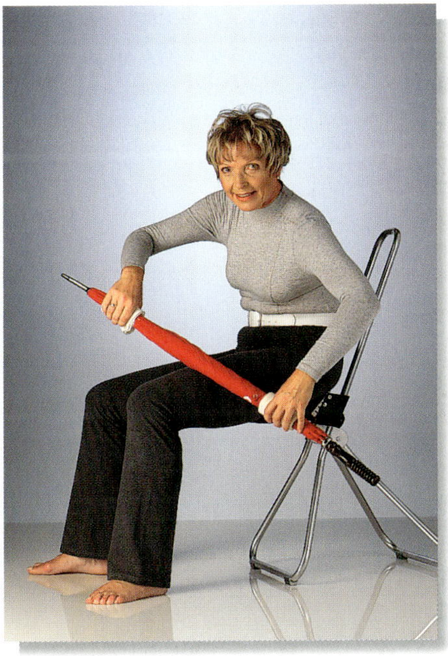

Abbildung 3

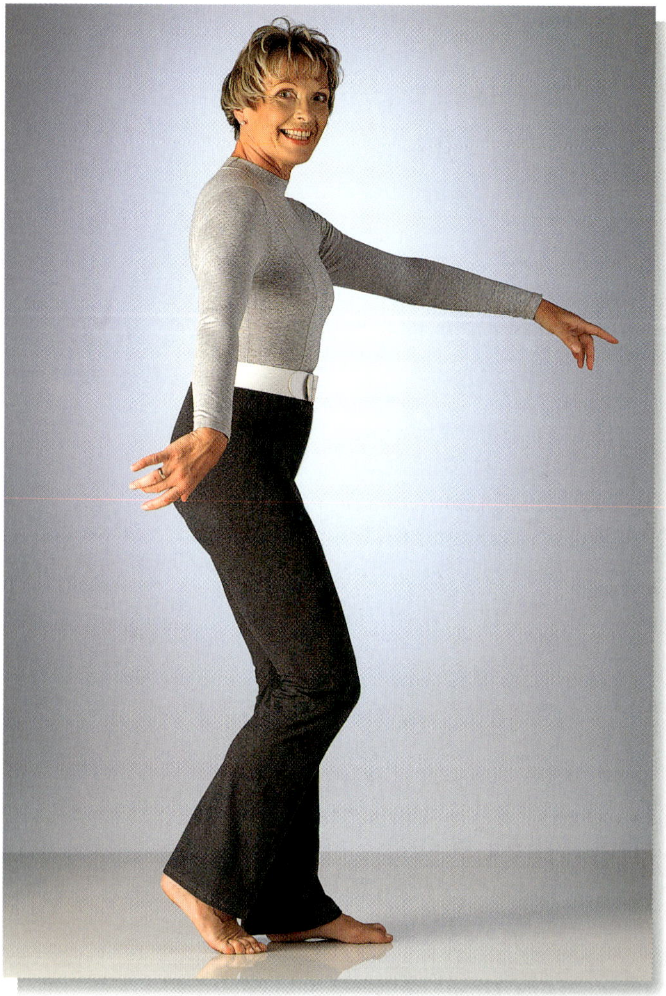

- Mit mehr Schultereinsatz wächst die Geschmeidigkeit.
- Je länger Sie aktiv bleiben, desto leichter fühlen Sie sich.
- Schieben Sie nun schwungvoll den Schirm über die Knie hinaus, werden Sie lang im Rücken und holen Sie den Schirm bei rundem Rücken zu den Hüftgelenken zurück.
- Wechseln Sie die Fußstellung zur Schrittstellung, wobei der hintere Fuß nahe am Stuhl steht und Sie den Schirm weiterschwingen.
- Mit neuem Schwung erreichen Sie den Stand.
- Auf parallel gestellten Füßen strecken Sie Hüft- und Kniegelenke und spannen die Gesäßmuskeln kräftig an.
- Schließlich lösen Sie die Spannung und finden auf den Fußsohlen ein gutes Gleichgewicht.

Atmen Sie ruhig und lächeln Sie ein wenig, dann geht manches leichter!

Hilfe zur Selbsthilfe – das Netzwerk der Deutschen Rheuma-Liga

Für viele Rheumakranke ist es hilfreich, Menschen zu treffen und sich mit ihnen auszutauschen, die an der gleichen Erkrankung leiden. Selbsthilfegruppen ermöglichen ihren Mitgliedern, sich im gemeinsamen Gespräch mit ihrer persönlichen Sitation auseinanderzusetzen und neue Wege für den Umgang mit der Erkrankung zu finden. Sie können den Betroffenen helfen, eigene Kräfte und Fähigkeiten zu entwickeln und zu nutzen, um Probleme selbst zu lösen und damit besser mit der Erkrankung umgehen zu können.

Selbsthilfenetzwerk

Das Selbsthilfenetzwerk umfasst fachliche Hilfen, wie

- Bewegungstherapie
- ergotherapeutische Behandlung und Schmerzbewältigungskurse
- sozialrechtliche Beratung und Vermittlung von Pflegediensten

Selbsthilfe wie

- persönliche Beratung
- Selbsterfahrungs- und Gesprächsgruppen
- Elternkreise und Treffen für junge Rheumatiker
- Kreativgruppen Kunst, Musik, Tanz
- Ausflüge, gesellige Veranstaltungen

Information und Aufklärung wie

- die Zeitschrift Mobil und Mitgliederzeitschriften der Mitgliedsverbände
- Bücher, Broschüren, Audio- und Videokassetten
- Paientenseminare, Informationsveranstaltungen

Bewegungstherapie

Wer gemeinsam mit anderen beweglich bleiben will, kann sich einer der vielen hundert Gruppen anschließen, die Bewegungskurse unter fachlicher Anleitung, das sogenannte Funktionstraining, organisieren. Wo sich die nächst gelegene Arbeitsgemeinschaft befindet, erfährt man bei den Landes- und Mitgliedsverbänden (s. Anschriften) oder bei der Deutschen Rheuma-Liga Bundesverband e.V..

Adressen

Deutsche Rheuma-Liga
Bundesverband e.V.
Maximilianstr. 14
53111 Bonn
Tel.: 02 28/76 60 60; Fax: 7 66 06 20

Deutsche Rheuma-Liga
Baden-Württemberg e.V.
Kaiserstr. 16
76646 Bruchsal
Tel.: 0 72 51/91 62-0; Fax: 91 62-62

Deutsche Rheuma-Liga Bayern e.V.
Fürstenrieder Str. 90
80686 München
Tel.: 0 89/54 61 48 90; Fax: 54 61 48 95

Deutsche Rheuma-Liga Berlin e.V.
Am Kleinen Wannsee 5
14109 Berlin
Tel.: 0 30/8 05 40 16; Fax: 80 5 62 93

Deutsche Rheuma-Liga
Brandenburg e.V.
Friedrich-Ludwig-Jahn-Str. 19
03044 Cottbus
Tel.: 03 55/78 09 70; Fax: 78 09 73 51

Deutsche Rheuma-Liga Bremen e.V.
Bürgermeister-Schmidt-Str. 95
28195 Bremen
Tel.: 04 21/1 76 14 29; Fax: 1 76 17 17

Deutsche Rheuma-Liga Hamburg e.V.
Friedrichsberger Str. 60, Haus 21
22081 Hamburg
Tel.: 0 40/2 00 51 70; Fax 2 00 50 10

Deutsche Rheuma-Liga Hessen e.V.
Hegarstr. 12
60529 Frankfurt/Main
Tel.: 0 69/35 74 14; Fax: 35 35 35 23

Deutsche Rheuma-Liga
Mecklenburg-Vorpommern e.V.
„Gemeinsames Haus“ Rostock
Henrik-Ibsen-Str. 20
18107 Rostock
Tel.: 03 81/7 69 68 07; Fax:7 69 68 08

Deutsche Rheuma-Liga
Niedersachsen e.V.
Kurt-Schumacher-Str. 14
30159 Hannover
Tel.: 05 11/1 33 74; Fax: 1 59 84

Deutsche Rheuma-Liga
Nordrhein-Westfalen e.V.
Haroldstr. 18
40213 Düsseldorf
Tel.: 02 11/13 84 60; Fax: 1 38 46 24

Deutsche Rheuma-Liga
Rheinland-Pfalz e.V.
Kurhausstr. 5
55543 Bad Kreuznach
Tel.: 06 71/3 53 80; Fax: 4 50 62

Deutsche Rheuma-Liga Saar e.V.
Schmollersstr. 2b
66111 Saarbrücken
Tel.: 06 81/3 32 71; Fax: 3 32 84

Deutsche Rheuma-Liga Sachsen e.V.
Nikolaistr. 38/45
04109 Leipzig
Tel.: 03 41/1 21 21 46/7; Fax: 1 21 14 03

Deutsche Rheuma-Liga
Sachsen-Anhalt e.V.
Wolfang-Borchert-Str. 76
06126 Halle
Tel.: 03 45/6 95 15 15; Fax: 6 95 15-15

Deutsche Rheuma-Liga
Schleswig-Holstein e.V.
Melanchthonstr. 31
24114 Kiel
Tel.: 04 31/6 17 77; Fax: 67 19 77

Deutsche Rheuma-Liga Thüringen e.V.
Am Eichberg
07407 Etzelbach
Tel.: 03 67 42/6 52 50/1/2; Fax: 6 52 55

Arbeitskreis Lupus Erythematodes
Arbeitskreis Vaskulitis
Elternkreise rheumakranker Kinder und Jugendlicher
Clubs junger Rheumatiker
Auskünfte beim Bundesverband und bei den Landesverbänden

Deutsche Vereinigung Morbus Bechterew e.V.
Metzgergasse 16
97421 Schweinfurt
Tel.: 0 97 21/2 20 33; Fax: 2 29 55

Lupus Erythematodes Selbsthilfegemeinschaft e.V.
Ottostr. 15
42289 Wuppertal
Tel.: 02 02/55 92 94; Fax: 55 92 94

Selbsthilfegruppe Sklerodermie in Deutschland e.V.
Jagdstr. 1
90559 Burgthann
Tel.: 0 91 88/5 12; Fax: 38 67

Österreichische Rheumaliga
Ketzergasse 200
A-1235 Wien
Tel.: +43 1 6 89 19 44

Schweizerische Rheumaliga
Renggerstr. 71
CH-8038 Zürich
Tel.: +41 14 82 56 00; Fax: 4 82 64 39

Literaturhinweise

M. Brattström: Gelenkschutz und Rehabilitation bei chronischer Polyarthritis. G. Fischer Verlag, Stuttgart.

O. Bronner/E. Gregor: Die Schulter und ihre funktionelle Behandlung nach Verletzungen und bei rheumatischer Erkrankung. Pflaum Verlag, München.

U. Donhauser-Gruber/Mathies Gruber u.a.: Rheumatologie – neue erweiterte Ausgabe. Pflaum Verlag, München.

K. Knauth: Funktionsverbessernde Übungen. Verlag Ullstein Mosby, Berlin.

M. Schmidt: ... und ich fühle mich so jung dabei! Gymnastik mit Senioren. Erfahrungen – Anleitungen. Pflaum Verlag, München.

A. Seyfried: Pathophysiologische Grundlagen der Bewegungstherapie chronisch entzündlicher Gelenk- und Wirbelsäulenerkrankungen. Eular Verlag, Basel.

A. tum Suden-Weickmann (Hg.): Physiotherapie in der Geriatrie. Pflaum Verlag, München

Von derselben Autorin sind im FALKEN Verlag bereits erschienen:
Rückenschule mit dem großen Ball (Nr. 1620); Video (Nr. 6195, Spieldauer ca. 60 Minuten, in Farbe)
Gymnastik mit dem Stretch-Band (Nr. 1634); Video (Nr. 6227, Spieldauer ca. 60 Minuten, in Farbe)
Osteoporose-Gymnastik (Nr. 1736); Video (Nr. 6242, Spieldauer ca. 60 Minuten, in Farbe)

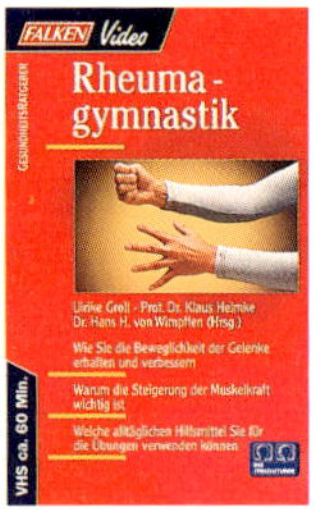

Zum Themenkreis „Gymnastik" sind außerdem erschienen:
Schwangerschaftsgymnastik und Geburtsvorbereitung (Nr. 1423);
Video (Nr. 6175, Spieldauer ca. 30 Minuten, in Farbe)
Rückbildungsgymnastik (Nr. 1470); Video (Nr. 6176, Spieldauer ca. 30 Minuten, in Farbe)
Beachten Sie bitte außerdem das ebenfalls über den Buchhandel erhältliche Video „Rheumagymnastik" von Ulrike Groll (Nr. 6252, Spieldauer ca. 60 Minuten, in Farbe)

Danksagung
Ich danke Frau Anneliese tum Suden-Weickmann, die aus der Sicht der Krankengymnastik/Physiotherapie das Manuskript kritisch gelesen und beurteilt hat.

Empfohlen von der Deutschen Rheuma-Liga Bundesverband e.V.

ISBN 3 8068 1881 9

Umschlaggestaltung: Elisabeth Berthauer
Layout: Hartmut Steinebrunner, Frankfurt/M.
Redaktion: Herbert Habicht
Herstellung: Lohse-Design, Büttelborn
Titelbild und Foto Umschlagrückseite: Studio Hesselmann, München
Fotos: Studio Hesselmann, München, bis auf S. 5, **Tony Stone** (Gerard Louce), München, und S. 7 u. 9, **WDV Wirtschaftsdienst** (Günther Bauer, Georg Barth), Bad Homburg.

Satz: Lohse-Design, Büttelborn
Druck: Ludwig Auer GmbH, Donauwörth

817 2635 4453 6271